essentials

Essentials liefern aktuelles Wissen in konzentrierter Form. Die Essenz dessen, worauf es als „State-of-the-Art" in der gegenwärtigen Fachdiskussion oder in der Praxis ankommt. *Essentials* informieren schnell, unkompliziert und verständlich

- als Einführung in ein aktuelles Thema aus Ihrem Fachgebiet
- als Einstieg in ein für Sie noch unbekanntes Themenfeld
- als Einblick, um zum Thema mitreden zu können

Die Bücher in elektronischer und gedruckter Form bringen das Fachwissen von Springerautor*innen kompakt zur Darstellung. Sie sind besonders für die Nutzung als eBook auf Tablet-PCs, eBook-Readern und Smartphones geeignet. *Essentials* sind Wissensbausteine aus den Wirtschafts-, Sozial- und Geisteswissenschaften, aus Technik und Naturwissenschaften sowie aus Medizin, Psychologie und Gesundheitsberufen. Von renommierten Autor*innen aller Springer-Verlagsmarken.

Brigitte Bürger

Gesundheit in Arbeitskontexten fördern

Fallbeispiele für Berater und Therapeuten zur Förderung von Ambiguitätstoleranz

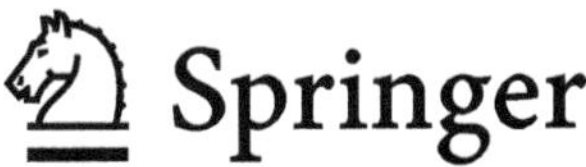

Brigitte Bürger
Seminare & Coaching
Köln, Deutschland

ISSN 2197-6708 ISSN 2197-6716 (electronic)
essentials
ISBN 978-3-662-72866-6 ISBN 978-3-662-72867-3 (eBook)
https://doi.org/10.1007/978-3-662-72867-3

Die Deutsche Nationalbibliothek verzeichnet diese Publikation in der Deutschen Nationalbibliografie; detaillierte bibliografische Daten sind im Internet über https://portal.dnb.de abrufbar.

Planung/Lektorat: Monika Radecki
Springer ist ein Imprint der eingetragenen Gesellschaft Springer-Verlag GmbH, DE und ist ein Teil von Springer Nature.
Die Anschrift der Gesellschaft ist: Heidelberger Platz 3, 14197 Berlin, Germany

Wenn Sie dieses Produkt entsorgen, geben Sie das Papier bitte zum Recycling.

Was Sie in diesem *essential* finden können

- einen Überblick über wesentliche Faktoren für Resilienz am Arbeitsplatz,
- eine Einführung in das Konzept der Ambiguitätstoleranz und dessen konkrete Bedeutung für Führung und die Zusammenarbeit im Team,
- eine Übersicht über die Grundzüge des hypnosystemischen Ansatzes: Lösungsfokus und Ressourcenfokus,
- einen Überblick über Bereiche in Arbeitskontexten, die Ambiguitätstoleranz erfordern,
- anschauliche Anwendungsbeispiele, die zeigen, wie sich Ambiguitätstoleranz mit hypnosystemischen Methoden unterstützen und fördern lässt.

Vorwort

Lebens- und Arbeitsbedingungen sind heute geprägt von zunehmender Beschleunigung und Komplexität, von Instabilität und Ungewissheit. Komplexe und mehrdeutige Situationen zu bewältigen und mit der daraus resultierenden Ambiguität umzugehen fällt Menschen oft schwer. In meiner Beratungstätigkeit erlebe ich, wie sehr Menschen, die emotional wichtige Arbeitssituationen als Probleme beschreiben, dazu tendieren, diese zornig oder resigniert zu beenden. Sie haben Steuerungskompetenz und Flexibilität verloren. Diese sind aber insbesondere im Umgang mit unsicheren und widersprüchlichen (ambigen) Situationen elementar, um gesund und handlungsfähig zu bleiben.

Die hier gesammelten Praxisbeispiele stammen aus vielen Jahren Beratung von Menschen in Krisensituationen, dann aus dem Bereich der beruflichen Reha, u. a. nach Burnout, sowie aus der Beratung zu beruflicher Neu- und Umorientierung, aus Gruppen- und Einzelsettings. Die Auswahl zeigt zum einen, wo in Arbeitskontexten aufgrund von Veränderungen Ambiguitätstoleranz gefordert ist. Sie zeigt zum anderen Interventionen der Hypnosystemik, die helfen, Resilienz und innere Flexibilität von Klienten zu stärken. Klienten haben sie als hilfreich erlebt, weil sie sich wieder mit ihren Ressourcen verbinden und flexible Ziele für sich wandelnde Arbeitskontexte entwickeln konnten.

Beratung betrachte ich dem hypnosystemischen Verständnis entsprechend als Konstrukt gemeinsamer Wirklichkeitsgestaltung, deren Ergebnis durch gezielte Fokussierung von Aufmerksamkeit veränderbar ist. Resilienzförderung verstehe ich dabei als handlungs- und ressourcenorientiertes Arbeiten, das Menschen befähigt, im Ungewissen handlungsfähig zu bleiben bzw. Handlungsfähigkeit wiederzugewinnen.

Besonderer Dank gilt meinen Kolleginnen und Freundinnen, allen voran Dipl.-Psych. Dr. Lisa Espagné, Dipl.-Psych. Renate Wolf und Brigitte Gutzen,

Change- und Interimsmanagerin. Sie haben mich durch zahlreiche inspirierende Diskussionen, praktische Beispiele und kritische Rückmeldungen zu verschiedenen Manuskriptfassungen unterstützt. Ihre Expertise hat diesen Text bereichert und geschärft.

Brigitte Bürger

Inhaltsverzeichnis

1 Einleitung: Herausforderungen für Gesundheit in Arbeitskontexten heute 1

2 Ambiguität und verwandte Konzepte 3
- 2.1 Ambiguität – Psychologische Relevanz 3
- 2.2 Ambiguität versus Ambivalenz – Abgrenzung 4
- 2.3 Mehrdeutigkeit und Ungewissheit aushalten lernen 5

3 Gesundheit am Arbeitsplatz – Handlungsfähigkeit, Flexibilität und Selbststeuerung 7
- 3.1 Was heißt gesund? Das Modell der Salutogenese 8
- 3.2 Psychische Gesundheit aufrechterhalten und nach Belastung zurückgewinnen – Das Konzept der Resilienz 10
- 3.3 Arbeitsanforderungen und Ressourcen balancieren 11
- 3.4 Stress und Ressourcenverlust 13
- 3.5 Belastungen reduzieren und Ressourcen ausbauen 15
- 3.6 Selbststeuerung als Metakompetenz stärken 16

4 Grundzüge des hypnosystemischen Ansatzes: Lösungsfokus und Ressourcenfokus 19
- 4.1 Grundannahmen der Hypnosystemik 20
- 4.2 Typische Schritte einer hypnosystemischen Vorgehensweise in Therapie und Beratung 21
- 4.3 Ambiguität als Schlüssel zur Neubewertung 23

5 Ambiguitätstoleranz in Arbeitskontexten fördern – Fallbeispiele aus Beratung und Therapie 25
5.1 Innerpsychisch Mehrdeutiges aushalten 25
5.2 Ambiguitätstoleranz als Herausforderung für Führungskräfte 29
5.3 Ambiguitätstoleranz in Change-Prozessen 32
5.4 Ambiguitätstoleranz als Kompetenz in der Teamarbeit ausbauen. 36
5.5 Ambiguitätstoleranz für berufliche Veränderung und Karriereschritte stärken 41

6 Ausblick 45

Was Sie aus diesem *essential* mitnehmen können 47

Literatur. 49

Über die Autorin

Brigitte Bürger, B.Sc. Wirtschaftspsychologie, M.A. Sozialpsychologie, langjährige Tätigkeit in der Krisenberatung, ist Trainerin/Dozentin in der beruflichen Rehabilitation (Unterstützung bei Wiedereingliederung nach Burnout sowie bei beruflicher Neu- und Umorientierung). Tätigkeitsfelder: Seminare, Gruppen- und Einzelberatungen; Themenschwerpunkte: Gesundheit, Motivation, Stärkung von Ambiguitätstoleranz, Unterstützung von Fach- und Führungskräften in Veränderungsprozessen.

1 Einleitung: Herausforderungen für Gesundheit in Arbeitskontexten heute

Lebens- und Arbeitsbedingungen heute sind geprägt von zunehmender Beschleunigung, wachsender Komplexität, Unbeständigkeit und Ungewissheit (bezeichnet als VUCA-Welt, d. h. volatil, unsicher, komplex und ambig; Mack et al. 2015), von Zukunftsforschern ergänzt um Unvorhersehbarkeit (z. B. Cascio 2020). Die Herausforderungen von Globalisierung, digitaler Transformation, demografischer Veränderung und Klimakrise und auch Unvorhergesehenes wie z. B. die Coronapandemie und die Energiekrise infolge des Überfalls Russlands auf die Ukraine rücken die Unberechenbarkeit unserer Welt zunehmend deutlich ins Bewusstsein. Gesellschaftliche und politische Spannungen wirken direkt oder indirekt auch auf Arbeitskontexte. Sie gestalten die Unternehmensumwelt und beeinflussen das Erleben und Verhalten von Mitarbeitenden und Führungskräften. Veränderung wird oft als Bedrohung grundlegender Bedürfnisse wie dem nach Sicherheit und Kontrolle wahrgenommen, das zeigen Erfahrungen aus der Beratung von Menschen in Change-Prozessen (Bovey und Hede 2001). Mitarbeitende sind herausgefordert durch veränderte Abläufe oder neue Rollen, Führungskräfte durch Zielkonflikte, durch den Anspruch an sie als Veränderungsbefürworter bei glaubwürdiger Kommunikation und besonderer Verantwortung für die Umsetzung. Dass insbesondere der Umgang mit Emotionen als kritischer Erfolgsfaktor zu betrachten ist, zeigen die Ergebnisse von Studien (Fischer-Korp 2018). Modelle von Veränderungsprozessen aus emotionaler Perspektive (z. B. Roth 2000) machen deutlich, dass mit Ärger, Schreck und Frustration zu rechnen ist.

Gefühle von Überforderung und Angst

Bei vielen Menschen, nicht nur in helfenden Berufen, führen diese Entwicklungen zu Gefühlen von Überforderung und Angst und zu massiven Stressreaktionen. Um in diesem Umfeld gesund und auch handlungsfähig bleiben zu

B. Bürger, *Gesundheit in Arbeitskontexten fördern,* essentials,
https://doi.org/10.1007/978-3-662-72867-3_1

können, sind wirksame Strategien vonnöten, die das Wohlbefinden und die Entscheidungsfähigkeit stärken. Die Herausforderungen der VUCA-Welt lassen sich weder schnell noch mit bewährten Lösungen bewältigen (Möller und Zimmermann 2024), der Umgang mit Ungewissheit ist zur Daueraufgabe in Arbeitskontexten geworden (Beck 1990, 2008). Wie also kann man mit Ungewissheit und Ambiguität (lat. *ambiguitas* für „Zweideutigkeit", „Doppelsinn") umgehen und dennoch handlungsfähig bleiben? Wie auf Krisen angemessen reagieren und unter Unsicherheit Entscheidungen treffen? Der Umgang mit Ambiguität kann als eine wesentliche Kompetenz (McLain et al. 2015) betrachtet werden, fällt jedoch vielen Menschen nicht leicht – das zeigt sich in der Suche nach Sicherheit in Beratung und Therapie.

2 Ambiguität und verwandte Konzepte

Ambiguität bezeichnet laut Dorschs Psychologischem Wörterbuch Mehr-/Vieldeutigkeit (Wirtz 2021), d. h., ein Stimulus wird von einem damit konfrontierten Subjekt als mehrdeutig beschrieben (Ziegler 2010). Von einer ambigen Situation wird in der psychologischen Literatur dann gesprochen, wenn ein Mangel an Information herrscht oder es widersprüchliche Informationen gibt. Es handelt sich also um eine kognitive Kategorie. Charakteristisch für ambige Stimuli sind das Fehlen von Vertrautheit sowie Komplexität, ungenügende Informationen über eine Situation, opake, unlogische oder konfligierende situationale Elemente und unvorhersehbare Dynamiken (McLain 2009).

2.1 Ambiguität – Psychologische Relevanz

Mehrere Autoren unternehmen den Versuch, die Begriffe Ambiguität und Ambivalenz und deren Verwendung in der Psychologie voneinander abzugrenzen. Pflichthofer (2014) betont den Unterschied des erlebenden Ichs, das bei Ambiguität von einem unauflösbaren Widerspruch betroffen ist, bei Ambivalenz jedoch die Möglichkeit einer Entscheidung bzw. eines Kompromisses hat. Ziegler (2010) bezieht sich in seinem Verständnis von Ambivalenz auf Bleuler (1914), dem zufolge der Begriff i.S. von Doppelgerichtetheit zu verstehen ist, d. h., Dinge haben zwei Seiten, die miteinander im Konflikt sind. Der Begriff ist also wesentlich bestimmt durch die Inkompatibilität von Gefühlen oder Kognitionen bzw. deren Simultaneität sowie von evaluativen Komponenten wie gut/schlecht oder positiv/negativ, durch die ein innerer Konflikt hervorgerufen wird. Buttlar et al. (2025) betonen den „pre-decisional conflict“ und dessen motivationale Konsequenzen. Van Harrefeld et al. (2015, S. 45) differenzieren verschiedene Arten von Affek-

B. Bürger, *Gesundheit in Arbeitskontexten fördern*, essentials,
https://doi.org/10.1007/978-3-662-72867-3_2

ten, Verhalten und Kognitionen bei Ambivalenz. Aversiv erlebt wird das Erfordernis, im Hinblick auf das ambivalente Objekt eine Entscheidung zu treffen. Eysel (2020) zeigt am Beispiel sozial erwünschten Verhaltens, wann das aus der Ambivalenz resultierende Gefühl des Unbehagens Menschen in Veränderungshandeln oder zur Erhöhung der Toleranz dieses Zustands bringt.

2.2 Ambiguität versus Ambivalenz – Abgrenzung

Der Begriff Ambiguität betont neben der Mehrdeutigkeit Vagheit, Unvollständigkeit oder Fragmentierung (Bauer et al. 2020), was zum einen den Aufwand der Deutung und Festlegung erfordert und zum anderen Geduld für das In-der-Schwebe-Halten, bis eine passende Deutung gefunden ist. So wird Ambiguität beispielsweise in der Kommunikation häufig negativ bewertet und Eindeutigkeit angestrebt. Anders in Kunst und Literatur, für die Ambiguität konstituierend ist und die Interpretationen daher offenhalten (Strunk et al. 2022).

Die Bewertung eines Stimulus als ambig allein ist noch nicht krisenhaft. Erst wenn das Gefühl und die psychologische Bewertung als unsicher zusammenkommen und Zukunftsängste daraus folgen, wird Ambiguität als krisenhaft erlebt. Frenkel-Brunswik (1949) beschreibt in ihrem Konzept, eingeführt mit Bezug zu Arbeiten zum „autoritären Charakter" (Adorno et al. 1950), ambiguitätstolerante Personen als diejenigen, die ambige Situationen als angenehm, herausfordernd und interessant bewerten und die zugrunde liegende Komplexität oder Inkongruenz beim Umgang damit nicht verleugnen. Während Personen mit geringer Ambiguitätstoleranz Stress, Angst und Unwohlsein (affektive Ebene) erleben, in Fragen der Bewertung vorschnell eindeutige Antworten präferieren, auch unter Verneinung der Realität, und rasch entweder zu vollständiger Akzeptanz oder Ablehnung kommen sowie zu rigider Dichotomisierung/Schwarz-Weiß-Denken neigen, können ambiguitätstolerante Personen die Koexistenz von positiven und negativen Eigenschaften in ein und demselben Objekt erkennen. Die empirische Evidenz für dieses unterschiedliche Sozialverhalten erwies sich nicht als eindeutig (Ray 1990), dennoch wird Ambiguitätstoleranz als generalisierte Persönlichkeitseigenschaft betrachtet (Durrheim und Foster 1997), als individueller Unterschied in der emotionalen und kognitiven Orientierung eines Individuums, mit dem sich eine Reihe kurz- und langfristiger Reaktionen vorhersagen lassen.

Relevanz der Ungewissheit für den Stresslevel
Im Zentrum der Ambiguitätstoleranz steht das Aushaltenkönnen von Mehrdeutigkeiten und Widersprüchlichkeiten, von ungewissen und unstrukturierten Situationen oder von unterschiedlichen Erwartungen, die in unterschiedlichen Kontexten (Furnham und Marks 2013) an die eigene Person gerichtet sind. Budner (1962) fokussierte den Aspekt der Wahrnehmung und unterschied: „Intolerance of ambiguity may be defined as ‚the tendency to perceive (i.e., interpret) ambiguous situations as sources of threat‘ and tolerance of ambiguity as ‚the tendency to perceive ambiguous situations as desirable‘“. Auch de Vries verweist auf „possibilities als well as uncertainties“ (de Vries 2021) bezüglich Ambiguität, betont aber die besondere Relevanz der Ungewissheit für den Level von Stresserfahrung angesichts der heutigen, durch eine ungewisse Zukunft, mehrdeutige Informationen und starke Veränderungen gekennzeichneten Situation. Wenn Situationen unkontrollierbar erscheinen, löst dies bei gleichzeitiger geringer Ambiguitätstoleranz Stress und Unbehagen aus (Schweifer 2020). Personen tendieren dann zu Versuchen, die gewohnte Ordnung und Sicherheit mit raschen und unreflektierten Regelmechanismen wiederherzustellen. McLain et al. (2015) fokussieren den Aspekt der individuellen kognitiven Sensitivität gegenüber ambigen Stimuli im Sinne eines Persönlichkeitszugs („trait“). Wenn vorhandene Informationen keine konkludente Interpretation einer Situation erlauben und das Gehirn keine Interpretation findet, um auf der Verhaltensebene eine angemessene Antwort auf die Situation zu geben, generiert dies Angst (Stress). Individuen empfinden ambige Situationen als aversiv, wenn diese mit der Möglichkeit negativer Konsequenzen verbunden sind (Bauer et al. 2020).

2.3 Mehrdeutigkeit und Ungewissheit aushalten lernen

Studien zur Ambiguitätstoleranz in der Adoleszenz zeigen, dass Ambiguitätstoleranz entwickelt und gestärkt werden kann (Riley et al. 2023; Bredendieck 2015). Saragosa-Harris et. al. (2023) konnten zeigen, dass die Antwort eines Individuums auf Ambiguität, d. h. die Interpretation der ambigen Situation als bedrohlich, mit Angststörungen assoziiert ist, z. B. im Übergang von der Adoleszenz zum Erwachsenwerden. Ihre Studie gibt Hinweise darauf, wie die neuronale Repräsentation von Ambiguität in Beziehung steht zu Risiko oder Resilienz in Bezug auf die Entwicklung von Angststörungen.

Fazit

- Ambiguität bezeichnet Mehrdeutigkeit, Vagheit und unvollständige Information, während Ambivalenz widersprüchliche Gefühle oder Bewertungen umfasst; beide Konstrukte sind eigenständig und haben unterschiedliche psychologische Konsequenzen.
- Die Wahrnehmung ambiger Situationen als bedrohlich führt bei geringer Ambiguitätstoleranz zu Stress, Angst und rigiden Bewertungsstrategien, wohingegen ambiguitätstolerante Personen Mehrdeutigkeit eher als Herausforderung und Lernchance erleben.
- Ambiguitätstoleranz ist entwickelbar und relevant für psychische Gesundheit und Resilienz; ihre Förderung, insbesondere im Übergang von der Adoleszenz zum Erwachsenenalter, kann das Risiko für Angststörungen reduzieren und adaptive Handlungsfähigkeit unter Unsicherheit stärken.

3 Gesundheit am Arbeitsplatz – Handlungsfähigkeit, Flexibilität und Selbststeuerung

Die Arbeitswelt befindet sich in einem fundamentalen Wandel. Bei vielen Menschen führen diese Entwicklungen zu einem Erleben von Überforderung und Angst und zu massiven Stressreaktionen. Psychische Belastungen, Depressionen, Angststörungen und die Zusatzdiagnose Burnout gehören zu den Erkrankungen mit den längsten krankheitsbedingten Abwesenheitszeiten: im Mittel 32,7 Tage im Jahr 2023 (DAK Gesundheit 2024). Menschen brauchen heutzutage nicht nur andere Kompetenzen, um die Anforderungen der Arbeit zu bewältigen, auch die Belastungen am Arbeitsplatz sind heute andere.

Regulation von Emotionen

Leistungsbereitschaft und -fähigkeit allein reichen nicht, um die Herausforderungen, z. B. der digitalen Transformation, zu bewältigen und mit Unsicherheit, Komplexität und Ambiguität umzugehen. Insbesondere die Regulation von Emotionen kann mit Blick auf die persönlichen Risiken eines Veränderungsprozesses herausfordernd sein. Oft gehen Erschrecken, Ärger und Trauer der neugierigen Offenheit und dem Selbstvertrauen, sich an die veränderte Situation und neue Anforderungen anpassen zu können, voraus (Lewin 1947; Schmidt-Tanger 1998; Roth 2000; Kraus und Becker-Kolle 2004). In Arbeitskontexten sind also Leistungsanforderungen des Jobs und emotionale Herausforderungen infolge organisationaler Veränderungen zu bewältigen. Das erfordert Frustrationstoleranz, die Fähigkeit, selbstbewusst eigene Bedarfe anzumelden und die eigenen Belastungsgrenzen im Blick zu behalten, sowie die Anwendung von Stressbewältigungstechniken. Die Zunahme von Burnout-Erkrankungen in den letzten Jahren kann als Hinweis darauf gewertet werden, dass es vielen

B. Bürger, *Gesundheit in Arbeitskontexten fördern,* essentials,
https://doi.org/10.1007/978-3-662-72867-3_3

Menschen schwerfällt, diese Anforderungen zu erfüllen. Das Konfrontiertsein mit Arbeitskontexten, die so von Ambiguität geprägt sind, hat also bedeutsame Auswirkungen auf die Gesundheit der Menschen.

3.1 Was heißt gesund? Das Modell der Salutogenese

Das Ausbalancieren und Steuern von Gesundheit als individueller, aktiver Prozess wird von dem israelischen Medizinsoziologen Aaron Antonovsky (1987) im Modell der Salutogenese beschrieben. Dieses unterscheidet sich deutlich von der pathogenetischen Sichtweise mit ihrer klaren Zweiteilung in „gesund“ und „krank“ und der ihr innewohnenden Tendenz, eindeutige Ursache-Wirkungs-Beziehungen herzustellen und vorrangig der somatischen Ebene Aufmerksamkeit zu schenken. Das Konzept der Salutogenese basiert dagegen auf einem Verständnis von Gesundheit und Krankheit als einem Kontinuum. Nach Antonovsky gibt es weder einen Zustand völliger Gesundheit noch einen der völligen Krankheit. Vielmehr besteht zwischen salutogenetischen Prozessen, die die Regulationsfähigkeit des Menschen sichern, und pathogenetischen Vorgängen, die diese Regulationsfähigkeit hemmen oder überfordern (Franzkowiak et al. 2022), ein labiles, immer wieder neu auszubalancierendes Gleichgewicht, bei dem biologische, psychische und soziale Faktoren zusammenwirken.

Bewältigungsressourcen sind entscheidend

Im Zentrum steht für Antonovsky die Frage, warum es manchen Menschen trotz zahlreicher alltäglicher Belastungen, krankheitsfördernder Risikokonstellationen und kritischer Lebensereignisse besser gelingt, gesund zu bleiben, als anderen. Seine Antwort: Bewältigungsressourcen wie eine gute körperliche Konstitution, Immunpotenziale, kognitive Ressourcen, psychische Ressourcen wie Optimismus und Selbstvertrauen, soziale Einbindung sowie materielle Sicherheit sind entscheidend dafür, dass dem Individuum die Bewegung zum positiven Pol des Kontinuums, der Gesundheit, gelingt. Je mehr Widerstandsressourcen einer Person zur Verfügung stehen, desto stabiler bildet sich ein zentrales Grundgefühl, das Kohärenzgefühl („sense of coherence“). Dies beinhaltet die Überzeugung, dass das Leben sinnvoll ist und gemeistert werden kann, auch wenn es manchmal schwierig ist. Beeinflusst wird diese Überzeugung durch drei Faktoren, die eng miteinander zusammenhängen:

- die kognitive Komponente der Verstehbarkeit („sense of comprehensibility“ – die Überzeugung, dass das eigene Leben verstehbar und strukturiert ist),

- die kognitiv-emotionale Komponente der Bewältigbarkeit („sense of manageability" – die Zuversicht, dass die Anforderungen und Schwierigkeiten lösbar sind) und
- die motivationale Komponente, d. h. die Überzeugung, dass das Leben sinnvoll ist („sense of meaningfulness") und dass die auf einen zukommenden Anforderungen es wert sind, Energie in ihre Bewältigung zu investieren (Antonovsky und Franke 1997).

Motivierende Faktoren einführen und verstetigen

Je ausgeprägter das Gefühl der Kohärenz, desto konstruktiver können Menschen mit Stressoren umgehen. Zahlreiche Studien der internationalen Salutogenese-Forschung bestätigen wesentliche Annahmen des Modells (Faltermaier 2023). Das Kohärenzgefühl korreliert positiv mit Indikatoren von Gesundheit, insbesondere mit psychischer Gesundheit (Eriksson und Lindstrom 2006), dies konnte in Längsschnittstudien und repräsentativen Stichproben der Bevölkerung für den skandinavischen Raum gezeigt werden (Faltermaier 2023; Mittelmark et al. 2016). Ein hohes Kohärenzgefühl trägt zudem zu einer besseren Bewältigung zahlreicher Belastungen im Leben bei (z. B. kritische Lebensereignisse, Arbeitsbelastungen, Krankheiten) und wirkt somit als Moderator zwischen Stressoren und Gesundheit. Das Konzept der Salutogenese bildet die Basis für die Definition des Gesundheitsbegriffs, wie er u. a. in der betrieblichen Gesundheitsförderung verwendet wird (Bengel et al. 2001). Es geht darum, nicht nur die gesundheitsgefährdenden Faktoren am Arbeitsplatz zu identifizieren, sondern motivierende Faktoren einzuführen und zu verstetigen (Bauer et al. 2020).

Herausforderung für das Kohärenzgefühl

Komplexität, Instabilität und Ungewissheit in Arbeitskontexten fordern das Kohärenzgefühl massiv heraus (Möller und Zimmerman 2024). Dass betriebliche Veränderungen, z. B. infolge der digitalen Transformation, mit psychischen Belastungen und anderen gesundheitlichen Beeinträchtigungen für die Beschäftigten einhergehen, scheint unstrittig (Hasselmann et al. 2017). Sie führen häufig zu einem Erleben von Kontrollverlust bei den Beschäftigten, da die Veränderungen i. d. R. mit steigender Arbeitsplatzunsicherheit (Klandermans und van Vuuren 2010) und Arbeitsintensität (Green 2004) verbunden sind. Toleranz gegenüber Ambiguität, die Bereitschaft, Ungewissheit und Mehrdeutigkeit (vorübergehend) auszuhalten, im Vertrauen darauf, dass die eigenen Ressourcen helfen, Schwierigkeiten zu bewältigen, darf als eine wesentliche Voraussetzung für einen gesundheitsförderlichen Umgang mit Veränderungen in Arbeitskontexten betrachtet werden, deren Ausgang zunächst für keinen der Beteiligten zu überschauen ist.

Ambiguitätstoleranz ist ein wichtiger Baustein der selbst verantworteten Gesundheitsfürsorge von Beschäftigten. Sie sind aufgefordert, bei der Gestaltung der Veränderungen an ihrem Arbeitsplatz und im Unternehmen mitzuwirken und ggf. eigenen Bedarf anzumelden, z. B. nach Unterstützung durch Fortbildungen, aber auch nach Zeit für Pausen und Erholung. Das Unternehmen seinerseits steht in der Pflicht, durch transparente Kommunikation und Unterstützung, z. B. bei KI-bedingtem Stress, dafür zu sorgen, dass eine gute Fehlerkultur besteht und Mitarbeitende trotz Unsicherheit und Misserfolgen Wertschätzung erfahren. Dabei kommt Führungskräften die Rolle zu, für psychologische Sicherheit im Unternehmen zu sorgen (Edmondson 2020).

3.2 Psychische Gesundheit aufrechterhalten und nach Belastung zurückgewinnen – Das Konzept der Resilienz

Auch das Konzept der Resilienz gehört zu den Forschungsansätzen, die salutogenetisch orientiert sind, d. h. Faktoren fokussieren, die Menschen gesund erhalten. Das Konzept stammt aus der entwicklungspsychologischen Forschung. Eine der bekanntesten Längsschnittstudien ist die Kauai-Studie von Emmy Werner (1995), bei der alle im Jahr 1955 auf der hawaiianischen Insel Kauai geborenen Kinder über mehrere Jahrzehnte von den Forschenden untersucht wurden, u. a. eine Gruppe von Kindern, die aufgrund familiärer Probleme (z. B. Armut, perinataler Stress der Mütter und Drogenmissbrauch) ein hohes Risiko für Entwicklungsprobleme hatten. Im Alter von zehn Jahren zeigten diese Kinder tatsächlich schulische und soziale Schwierigkeiten. Ein Drittel entwickelte sich jedoch trotz der widrigen Umstände positiv und, das belegen später erhobene Daten (Bengel et al. 2001). Diese Entwicklung hielt an.

Resilienz als Produkt eines lebenslangen Lernprozesses

Ursprünglich als stabiles Persönlichkeitsmerkmal betrachtet, gilt Resilienz zunehmend als Produkt eines lebenslangen Lernprozesses im Sinne einer Anpassung an Stressoren (Lehr et al. 2018) und lässt sich auch im Erwachsenenalter noch weiter ausbauen (Leipold 2015). Resilient ist eine Person, die in der Lage ist, nach Widrigkeiten oder der Konfrontation mit Stressoren, wie Traumata, negativen Lebensereignissen, herausfordernden Lebensübergängen oder körperlichen Erkrankungen, ihre psychische Gesundheit aufrechtzuerhalten oder rasch zurückzugewinnen (Kunzler et al. 2018; Kalisch et al. 2015). Kalisch et al. (2017) definieren Resilienz als langfristige Stabilität der psychischen Gesundheit trotz Widrigkeiten. In der Forschung existiert inzwischen eine Vielzahl von Konzepten, die unterschiedliche Schutzfaktoren betonen (Sautermeister et al. 2024), zu denen im Wesentlichen Selbstwirksamkeitserwartung (Bandura 1997), Optimismus, soziale Beziehungen, ein positiver Bewertungsstil und Stressbewältigungskompetenzen gehören (Kalisch 2017). Resilienz kann erlernt und gestärkt werden, weshalb das Modell, das zunächst vor allem im Bereich der Traumaforschung und Traumatherapie Berücksichtigung fand (Zander-Schreindorfer 2024), inzwischen auch im betrieblichen Gesundheitscoaching verwendet wird.

Eine gestärkte Selbstwirksamkeitserwartung wirkt sich auch auf den Umgang mit Ambiguität aus. Dies konnte z. B. im Kontext schulischer Lehr- und Lernprozesse bestätigt werden (Rode 2005). Konfrontiert mit unstrukturierten, unübersichtlichen, d. h. ambigen Situationen, in denen Personen nur über unvollständige oder widersprüchliche Informationen verfügen, hilft die positive Einschätzung der eigenen Kompetenz einer Person bei der Bewältigung (Dörner 2003). Eine positiv ausgeprägte Selbstwirksamkeitserwartung motiviert zudem, sich komplexen Situationen zu stellen und diese zu bewältigen (Jerusalem 2002).

Faktoren der Arbeitsumgebung

Faktoren der Arbeitsumgebung können grundsätzlich positiv, d. h. im Sinne einer Herausforderung anregend und motivierend, oder negativ wirken, abhängig davon, ob neben den Anforderungen durch die Arbeit, die Arbeitsbedingungen und das Arbeitsumfeld gleichzeitig auch private Herausforderungen, z. B. durch eine Scheidung oder einen Todesfall, zu bewältigen sind. Andauernde psychische Beanspruchungen können als Stressoren wirken (Schaper 2014) und bergen potenziell längerfristige Gesundheitsgefahren (Morschhäuser et al. 2014; Paridon und Mühlbach 2016), abhängig von den Bewältigungsmöglichkeiten einer Person. Ressourcen in der Arbeit dagegen unterstützen die Förderung und Wiederherstellung der Gesundheit und sind somit bedeutsam für die Resilienz. Sie dienen dem Erhalt des psychischen und physischen Wohlbefindens (Buchwald et al. 2004) und versetzen Individuen in die Lage, „mit Stress fertig zu werden, Belastungen zu ertragen und die eigene Gesundheit zu erhalten" (Udris et al. 1992, S. 14). Aus ressourcentheoretischer Perspektive ist Burnout als kontinuierlicher Prozess des schleichenden Schwindens von Ressourcen zu verstehen.

3.3 Arbeitsanforderungen und Ressourcen balancieren

Ressourcen helfen, Aufgaben oder Lebensereignisse zu bewältigen, und haben insofern einen gesundheitsförderlichen Einfluss (Uhle und Treier 2019). Die Autoren unterscheiden persönliche, internale (z. B. Fähigkeiten), physische (z. B.

eine gesunde Konstitution und Ausdauer) und psychische Ressourcen (z. B. der Optimismus, Aufgaben bewältigen zu können), soziale Beziehungen sowie externale Faktoren (wie Handlungs- und Entscheidungsspielraum, zeitliche Ressourcen, Unterstützung durch Kollegen und Führungskräfte).

Das Job-Demands-Resources-Modell

Ein Modell, dass das Konzept von Ressourcen umfassend ins Zentrum der Entstehungsbedingungen von Stress und Burnout stellt, ist das Job-Demands-Resources-Modell (JD-R-Modell; dt.: Arbeitsanforderungen-Arbeitsressourcen-Modell). Die Forschung zum JD-R-Modell liefert zahlreiche Erkenntnisse zu den Faktoren, die in Arbeitskontexten Relevanz für Resilienz und Gesundheit der Mitarbeitenden besitzen (Demerouti und Nachreiner 2019). Das JD-R-Modell (Bakker und Demerouti 2007) betrachtet Arbeit unter dem Aspekt des Zusammenspiels von Anforderungen und Ressourcen. Merkmale aller beruflichen Tätigkeiten bzw. des Tätigkeitsumfelds lassen sich grundsätzlich diesen beiden Konstrukten zuordnen: arbeitsbezogenen Anforderungen und arbeitsbezogenen Ressourcen (Schaufeli 2017). Das Modell betont die Bedeutsamkeit der Wechselwirkung von beiden für die Entstehung von Stress. Die an eine Person gestellten mentalen, emotionalen und physischen Anforderungen müssen erfüllt werden. Erfordert dies hohe Anstrengungen und gibt es keine ausreichenden Möglichkeiten, sich davon zu erholen, können sie zu Stressoren werden. Ressourcen wie soziale Unterstützung von Kollegen, Autonomie im Arbeitsprozess und positives Feedback von Vorgesetzten können das Erleben von Beanspruchung dagegen verringern. Sie wirken im Sinne eines Puffers motivierend (Bakker et al. 2005) und beeinflussen das Arbeitsengagement, das sich z. B. in Einsatz und Commitment dem Unternehmen gegenüber (als Indikator für Motivation) und in geringen Abwesenheitszeiten (als Indikator für Gesundheit) niederschlägt. Das Modell wurde in zahlreichen Studien für unterschiedliche Tätigkeiten und Bereiche überprüft, u. a. bei Call-Center-Agents, ambulanten Pflegediensten, Zahnärzten, akademischen Instituten sowie bei Bürotätigkeiten und in der Produktion (einen Überblick geben Bakker und Demerouti 2017; Schaper 2019 – aus dem Blickwinkel der Wirkung von Arbeitsgestaltung). Als gut belegt kann die puffernde Wirkung des Autonomiegrads bei der Arbeit, des Ausmaßes an sozialer Unterstützung, des Feedbacks von Vorgesetzten und des Angebots professioneller Weiterbildung gelten.

Bessere Balance durch Umgestaltung der Arbeit

Das Modell macht deutlich, welche Faktoren des Arbeitskontextes das Gefühl der individuellen Beanspruchung negativ beeinflussen und wie sich diese vermeiden lassen. Interventionsstudien zeigen, wie durch Umgestaltung der Arbeit eine bessere Balance von Anforderungen und Ressourcen erreicht werden kann, um das Burnout-Risiko von Beschäftigten zu reduzieren (bzw. deren Arbeitsengagement zu steigern). Bakker und Demerouti (2017) verstehen Burnout als Folge sowohl personenbezogener Variablen als auch arbeitsplatzbezogener Faktoren. Die Prävention von Burnout kann sowohl durch Top-down-Ansätze zur Prävention (Umgestaltung der Arbeitsanforderungen) als auch durch Bottom-up-Ansätze (vom Individuum selbst initiierte Aktivitäten) erreicht werden. Wenn also, wie im JD-R-Modell konzipiert, Arbeitsanforderungen verantwortlich für die Entstehung von Erschöpfung und gesundheitlichen Beeinträchtigungen sind, während Arbeitsressourcen Motivation und Engagement fördern, ist Burnout, das sowohl durch Erschöpfung als auch durch Distanzierung von der Arbeit gekennzeichnet ist, als Resultat beider Prozesse zu betrachten. Konstituierend für Burnout sind Erschöpfung *und* innere Distanzierung von der Arbeit, mit der Gefahr eines Zusammenbruchs des Systems (Demerouti und Nachreiner 2019). Umgekehrt werden Faktoren wie Rückmeldung und Unterstützung durch Vorgesetzte/Kollegen von Personen, die nach einem Burnout an den Arbeitsplatz zurückkehren, als wesentliche Faktoren z. B. für das Gelingen des Wiedereinstiegs genannt (BAuA 2019).

Erweiterung des JD-R-Modells

Eine wichtige Erweiterung des Job-Demands-Resources-Modells bestand darin, das Individuum als aktiven Agenten zu integrieren, der die eigenen Arbeitsanforderungen und Ressourcen beeinflussen kann, z. B., indem Mitarbeitende die Ausgestaltung ihrer Tätigkeit oder Arbeitsinhalte verhandeln, ihre Tätigkeit also i. S. eines „job crafting" (Wrzesniewski und Dutton 2001) an die eigenen Bedürfnisse und Stärken anpassen und so einen Zuwachs an Ressourcen erreichen.

3.4 Stress und Ressourcenverlust

Die umfangreiche Forschung zu Burnout zeigt, wie Mitarbeitende bezüglich ihres Copings (d. h. der Bewältigung von Stress) und eines selbstverantwortlichen, achtsamen Umgangs mit der eigenen Gesundheit gestärkt werden können. Im Zentrum steht dabei die Entwicklung eines Gespürs für die eigenen Belastungsgrenzen. Diese im Blick zu haben und ggf. einen eigenen Bedarf aktiv zu äußern ist ein wesentlicher Aspekt der Selbstfürsorge. Hier sind neben Optimismus, Selbstwirksamkeitserwartung, sozialen Beziehungen und Stressbewältigungskompetenzen auch Ressourcen wie die Fähigkeit, Grenzen zu setzen und die eigene Unabhängigkeit zu wahren, erforderlich. Der Einzelne kann sich vor die Frage gestellt sehen, ob er persönliche Gesundheitsinteressen ggf. gegen den Willen des Arbeitgebers formulieren und durchsetzen soll.

Erhalt der Arbeitsfähigkeit

Der Erhalt der Arbeitsfähigkeit i. S. einer auf Dauer angelegten Balance zwischen Arbeitsanforderungen und Ressourcen der Beschäftigten (Schröer et al. 2016) wird heute als gemeinsame Verantwortung des Managements und der Beschäftigten selbst betrachtet. Wandlungsprozesse der Erwerbsarbeit durch veränderte technologische und wirtschaftliche Rahmenbedingungen haben zu veränderten Belastungssituationen geführt. Während körperliche Belastungen in Arbeitskontexten weniger werden, nehmen neue, insbesondere psychische Belastungen zu. Sie betreffen kognitive, informationsverarbeitende und emotionale Prozesse im Menschen (Meyer-Tischler und Faltermeier 2024). Ob Faktoren der Arbeitsumgebung von Beschäftigten als positive Herausforderungen oder als belastende Stressoren empfunden werden, ist individuell verschieden und hängt auch davon ab, ob die Beschäftigten zusätzlich zu den Anforderungen am Arbeitsplatz mit privaten Umständen, wie z. B. Scheidung oder Pflege von Angehörigen, konfrontiert sind (BAuA 2019). Als potenziell gesundheitsgefährdende Belastungen nennt Rau (2015) insbesondere eine hohe Arbeitsintensität, geringen Handlungsspielraum sowie die Kombination aus beidem, geringe soziale Unterstützung, Rollenstress, Überstunden und Arbeitsplatzunsicherheit.

Unwillkürliches Aktivierungsmuster

Bei arbeitsbedingtem Stress spielen emotionale, kognitive, verhaltensbezogene und physiologische Reaktionen auf widrige Aspekte zusammen, zudem starke Emotionen und das Gefühl des Überfordertseins (Morschhäuser et al. 2014). Die Reaktion auf körperlicher Ebene besteht in der Aktivierung des Organismus (erhöhte Atemfrequenz und Muskelspannung, erhöhte Gerinnungsfähigkeit des Blutes, schnellerer Herzschlag sowie eine kurzfristig erhöhte Schmerztoleranz). Aus biologischer Sicht ist dies als entwicklungsgeschichtlich altes, unwillkürlich im Körper ablaufendes Aktivierungsmuster zu verstehen, das ein Optimum an Energie für unmittelbare Kampf-oder-Flucht-Reaktionen zur Verfügung stellen soll. Zu den Reaktionen auf kognitiv-emotionaler Ebene gehören innere Unruhe und Gereiztheit, Hilflosigkeit und Konzentrationsstörungen.

Stress kann mit der Erfahrung eines drohenden oder realen Verlusts von Handlungskontrolle einhergehen, intensive negative Emotionen auslösen und zu vermehrten Anstrengungen führen, die Herausforderung zu bewältigen (Franzkowiak und Franke 2022). Das Auftreten eines Stress auslösenden Faktors allein erklärt jedoch nicht das Stresserleben einer Person. Qualität, Intensität und Dauer der durch Stressoren ausgelösten subjektiven Empfindung sowie subjektive Erwartungen und Bewertungen der Person in Bezug auf den Stressor sind zu berücksichtigen (Schaper 2014). Je geringer die wahrgenommenen Bewältigungsmöglichkeiten und je ineffizienter die Bewältigungsstile, desto größer ist das entstehende Ungleichgewicht zwischen Anforderungen und Ressourcen und desto mehr Stress wird empfunden (Neuner 2021). Menschen geraten in eine Situation, in der sie über einen längeren Zeitraum schleichend und schrittweise den Zugriff auf ihre Ressourcen verlieren.

3.5 Belastungen reduzieren und Ressourcen ausbauen

Ressourcen lassen die Zuversicht entstehen, die Anforderungen der Arbeit meistern zu können. Sie wirken puffernd gegenüber Fehlbelastungen, sofern bestimmte Grenzen der Intensität und Dauer nicht überschritten werden. Insofern haben Ressourcen einen gesundheitsförderlichen Einfluss (Uhle und Treier 2019); ihr Vorhandensein ist eine wesentliche Bedingung für die Bewältigung von Stress, d. h. für erfolgreiches Coping. Die Theorie der Ressourcenerhaltung (engl. „conservation of resources theory", abgekürzt COR-Theory; Buchwald et al. 2004; Buchwald und Hobfoll 2013, 2020) betont sowohl die Bedeutung objektiver Verluste, die zu Stress führen, als auch die Bedeutung subjektiv wahrgenommener Ressourcengewinne und -verluste. Damit unterscheidet sie sich vom transaktionalen Stressmodell (Lazarus und Folkman 1984), in dem die individuelle Bewertung einer Situation als bedeutender für die Stressentstehung angesehen wird und die Bewältigungsmöglichkeiten vor allem in problemorientiertem Coping (d. h. in der Suche nach neuen Informationen und Handlungsoptionen, um die Stresssituation als Herausforderung anders zu bewerten; Reif et al. 2018) sowie in emotionsorientiertem Coping (d. h. einem besseren Umgang mit den eigenen Gefühlen, ohne am Problem direkt etwas zu verändern) gesehen werden. Das transaktionale Stressmodell und die COR-Theorie ergänzen sich; die COR-Theorie ist jedoch als wegweisend zur Begründung von Burnout anzusehen, da sie auf dem Grundsatz basiert, dass „Individuen danach streben, solche Dinge zu erhalten, zu vermehren und zu schützen, die sie wertschätzen" (Buchwald und Hobfoll 2020, S. 3). Dazu nutzen sie Ressourcen. Die Autoren unterscheiden Objektressourcen (z. B. Auto, Haus), Bedingungsressourcen (z. B. Arbeitsplatz, soziale Netzwerke), persönliche Ressourcen (z. B. berufliche und soziale Kompetenzen, Selbstwirksamkeit, Selbstwert) und Energieressourcen

(z. B. Geld, Zeit, Wissen). Sie konnten in vielen Studien zu Stress und Trauma die dabei wirksamen Prinzipien empirisch belegen (Buchwald et al. 2004; Hobfoll und Lilly 1993):

- Prinzip 1 besagt, dass Ressourcenverluste bedeutsamer sind als Ressourcengewinne.
- Prinzip 2 besagt, dass Menschen Ressourcen investieren müssen, um sich vor Ressourcenverlusten zu schützen, sich von ihnen zu erholen sowie neue Ressourcen zu gewinnen. Je mehr Ressourcen Menschen haben, desto weniger vulnerabel sind sie. Auch sind Personen, die bereits Ressourcen besitzen, besser in der Lage, noch mehr Ressourcen zu akkumulieren. Dieses Konzept sog. „Ressourcengewinnspiralen" hat Hobfoll (2010, S. 103) erweitert durch die Konzeption von „Ressourcen-Karawanen". Das sind Cluster von Ressourcen (z. B. Selbstwertgefühl, Selbstwirksamkeit, soziale Kompetenzen und Stressbewältigungskompetenzen, soziale Unterstützung, körperliche Gesundheit, Wohlstand, persönliche Beziehungen), die angesammelt werden und unter positiven Bedingungen kumulative Wirkung entfalten (Buchwald und Hobfoll 2020).
- Prinzip 3 besagt, dass Gewinne in Situationen, in denen Ressourcenverluste vorherrschen, vermehrte Bedeutung bekommen (Wells et al. 1999).

Umstände, die außerhalb der Kontrolle von Menschen liegen, können Ressourcen vermindern oder blockieren. Aus dieser Perspektive ist Burnout als kontinuierlicher, schleichender Prozess zu verstehen, bei dem „vorhandene Ressourcen (z. B. Zeit, soziale Kontakte, Arbeitsbeziehungen, Anerkennung, Wertschätzung, Verlässlichkeit, Handlungs- und Entscheidungsfreiheit, Autonomie, Selbstwirksamkeit) durch übermäßige äußere Anforderungen und zu hohe innere Ansprüche zusehends verschleißen" (Stegmann et al. 2021, S. 16). Sie führen zu einer Verlustspirale (Barnow 2012), deren Dynamik durch das Zusammenwirken von Arbeitsstressoren und erfolglosen Versuchen zu ihrer Bewältigung in Gang gesetzt wird. Jedoch können bereits geringe Ressourcengewinne unter stressreichen Bedingungen Wirkung im Sinne eines Rettungsankers entfalten, der sich für Rehabilitation und Genesung nutzen lässt.

3.6 Selbststeuerung als Metakompetenz stärken

Der auf Lösungen fokussierte hypnosystemische Ansatz sieht Menschen grundsätzlich als steuerndes/sich selbst organisierendes System, ausgestattet mit allen notwendigen Ressourcen für eine innere Heilung, die in der Therapie und

Beratung gefördert und kanalisiert wird. Als Selbststeuerung (Stangl 2019) wird die Fähigkeit von Menschen bezeichnet, ihr eigenes Verhalten zu beobachten, zu bewerten, gezielt zu verstärken und flexibel an eigenen Zielen auszurichten. Dass diese Anforderung in einer Arbeitswelt, die von zunehmender Beschleunigung, wachsender Komplexität, Instabilität und Ambiguität geprägt ist, für viele Menschen herausfordernd und oft schwer zu erfüllen ist und Überforderung, Angst und Stress zunehmen, zeigen Krankheitsstatistiken mit Höchstständen bei psychisch bedingten Fehltagen im Job (DAK Psychreport 2024). In Beratung und Therapie zeigt sich, dass Betroffene häufig zu Lösungsstrategien greifen, die die Belastung verstärken und zu einem Burnout-Erleben führen können, indem z. B. eine perfektionistische Arbeitseinstellung durch Mehrarbeit und Arbeiten in der Freizeit aufrechterhalten wird.

Kompetente Antwort auf Arbeitsbedingungen
Diese „Steuerungskompetenz" (Schmidt 2010), die flexibel auf die Herausforderungen reagiert, wird in der Hypnosystemik als kompetente Antwort auf Bedingungen heutiger Arbeitskontexte positiv konnotiert. Lernfähige Systeme passen sich über einen Rückkopplungsprozess an veränderte Bedingungen an. Die Hirnforschung zeigt, dass bei der Aufnahme von Sinneseindrücken immer Abstraktionsprozesse und Bedeutungsgebung i. S. einer Interpretation zwischengeschaltet sind (Markowitsch und Welzer 2006). Menschen reagieren jedoch auf ambige Situationen, wie sie für die VUCA-Welt typisch sind, mit geringer Ambiguitätstoleranz, wenn ihre Grundbedürfnisse nach Sicherheit, Orientierung, Zugehörigkeit und Selbstwertsteigerung nicht erfüllt sind. Eine wesentliche Voraussetzung für ein optimiertes Ausnutzen der gegebenen Handlungsoptionen ist zum einen die Unterscheidung zwischen Innen- und Außenperspektive, von „Mitspielen und Beobachten" (Bartl 2019). Erst ein um die Außenperspektive erweiterter Wahrnehmungsfokus lässt die gesamte Komplexität einer Situation erkennen, in der nach hypnosystemischem Verständnis kein Einzelner die alleinige Verantwortung für das Gesamte hat, sondern immer auch Mitspielende/Beteiligte auf Ziele und Spielregeln im System (hier das Unternehmen) einwirken. Zum anderen bietet die hypnosystemische Beschreibung von Menschen als multiple Persönlichkeiten, die situationsspezifisch flexibel mit verschiedenen Anteilen ihrer Persönlichkeit bzw. Ausschnitten aus ihrem Spektrum von Kompetenzen auf situative Erfordernisse antworten können, in unsicheren und ambigen Zeiten eine angemessene Antwort. Diese Perspektive erlaubt es, individuelle Antworten auf Unsicherheit, Wandel und Diversität zu entwickeln. Sie fördert die Fähigkeit, Unterschiede nicht nur zu tolerieren, sondern aktiv als Ressource zu nutzen – sowohl im Selbstbild als auch im Umgang mit anderen. Sie fördert die Selbststeuerung und damit auch den Erhalt und die Wiedergewinnung von Resilienz.

Fazit

- Angesichts des hohen Veränderungsdrucks in Arbeitskontexten brauchen Menschen heutzutage nicht nur andere Kompetenzen, um Anforderungen zu bewältigen, auch die Belastungen am Arbeitsplatz sind andere. Leistungsanforderungen des Jobs *und* emotionale Herausforderungen infolge der Veränderungen sind zu bewältigen.
- Resilienz beschreibt erlernbare Schutzfaktoren und adaptive Prozesse, die Menschen trotz widriger Lebensumstände psychisch stabilisieren. Die Förderung von Selbstwirksamkeit, soziale Unterstützung und arbeitsbezogene Ressourcen sind zentrale Hebel für präventive und rehabilitative Gesundheitsförderung.
- Ressourcen sind zentrale Schutzfaktoren. Da Ressourcenverluste stärker und schneller wirken als Gewinne, müssen Individuen und Organisationen gezielt Ressourcen erhalten, investieren und fördern, um Verlustspiralen zu verhindern, Ressourcengewinnspiralen zu ermöglichen und so Stress, Burnout und gesundheitlichen Beeinträchtigungen wirksam vorzubeugen.
- Hypnosystemische Methoden zielen auf die Förderung von Selbststeuerung, darauf, Ressourcen zu reaktivieren, und unterstützen flexible Ziele und Handlungsstrategien für sich wandelnde Kontexte.

4 Grundzüge des hypnosystemischen Ansatzes: Lösungsfokus und Ressourcenfokus

Jede Veränderung geht aus hypnosystemischer Sicht im Erleben mit Neugier, Freude an Neuem und der Bereitschaft zu lernen, aber immer auch mit Unsicherheit, Ängsten, Zögern und Impulsen zur Vermeidung und zum Zurückweichen einher. Das menschliche Gehirn (insbesondere auf der Ebene von Stamm- und Zwischenhirnprozessen; Schmidt 2021) und der gesamte Organismus antworten damit auf das Neue, das jede Veränderung mit sich bringt. Das Gehirn reagiert unwillkürlich auf potenziell gefährliches Unbekanntes. Der hohe Veränderungsdruck in Arbeitskontexten ist daher für viele Mitarbeitende belastend, und das hat Auswirkungen auf die Gesundheit.

Krank machende Erlebnisprozesse

In Systemen wie z. B. Unternehmen beeinflussen die Beteiligten einander, sie wirken, hypnosystemisch ausgedrückt, als Einladung zu bestimmten Fokussierungen. Durch belohnendes oder bestrafendes Feedback werden Mitarbeitende und Führungskräfte dazu veranlasst, die im Unternehmen als gültig gehandelten Regelungen, die allen Beteiligten Orientierung bieten, zu befolgen. Wenn Entscheidungsprozesse, die Mitarbeitende betreffen, nicht transparent kommuniziert werden, bei Mitarbeitenden über längere Zeit Unklarheit über ihre Situation und ihre Position im System herrscht und ihre Arbeit nicht gewürdigt wird, führt dies zu krank machenden Erlebensprozessen (Schmid 2010, S. 57).

Potenzialhypothese

Der hypnosystemische Ansatz mit seiner Orientierung auf Ressourcen und Lösungen bietet viele hilfreiche Methoden, um die körperliche und psychische Gesundheit in Abstimmung mit sozialen Systemen, hier: Arbeitskontexten, gut auszubalancieren (Zander-Schreindorfer 2024). Dem Ansatz liegt eine Potenzial-

B. Bürger, *Gesundheit in Arbeitskontexten fördern*, essentials,
https://doi.org/10.1007/978-3-662-72867-3_4

hypothese zugrunde: die Annahme, dass hilfreiche Erlebensprozesse grundsätzlich im Erlebnisrepertoire gespeichert sind und Ressourcen sich kontextangemessen reaktivieren und zum dominierenden Erleben vernetzen lassen, dass Menschen auf Lösungen orientiert und fähig sind, gute Arbeit auf Basis ihrer individuellen Fähigkeiten zu leisten, gemeinsam zu lernen und sich auszutauschen.

4.1 Grundannahmen der Hypnosystemik

Erleben und Verhalten vollziehen sich aus hypnosystemischer Sicht immer in Wechselwirkung mit anderen, d. h. zwischen einem individuellen Organismus und dessen Umgebungsbedingungen. Erleben (mit Auswirkung) entsteht durch Fokussierung von Aufmerksamkeit, dadurch, wie etwas bezeichnet, erklärt und bewertet wird, z. B. als Defizit, mit Fokussierung auf Unerwünschtes oder Fehlendes. Leidvolle Erlebensprozesse (sog. Problemtrancen) sind das Resultat einer Diskrepanz zwischen bewusst-willentlichem Bemühen und unwillkürlichen körperlichen und seelischen Prozessen, die gravierend davon abweichen und sich durchsetzen, weil Unwillkürliches zunächst immer schneller und stärker ist als alles Willentliche (Schmidt 2010). Hypnosystemische Therapie und Beratung nutzen Mehrebenenkommunikation, um das Belastende anzuerkennen und zugleich Schritt für Schritt gewünschtes Erleben aufzubauen. Diese Sowohl-als-auch-Kommunikation beugt inneren Konflikten vor, der Fokus wird erweitert in das Gewünschte hinein.

Feedbackinstrumente für Stimmigkeit
Körpersignale, Atmung und Gefühle werden verstanden als Feedbackinstrumente für Stimmigkeit und Unstimmigkeiten (Damasio 1997). Therapie und Beratung zielen darauf, belastende, leidvolle unwillkürliche Prozesse wie z. B. Angst- und Stressprozesse zu unterbrechen und gewünschte unwillkürliche anzuregen durch Imaginationen, Bilder, Metaphern und Rituale (Hüther 2014). Zentral ist der Aufbau einer geschützten Beobachterposition, die Distanz zu den leidvollen Phänomenen ermöglicht.

Assoziiert- oder Dissoziiertsein
Nicht der Inhalt einer Erfahrung wirkt auf das Erleben, sondern immer die Gestaltung der Beziehung zu diesem Inhalt; das Assoziiert- oder Dissoziiertsein, überflutet oder in schützendem Abstand, bestimmt Erleben und Handlungsfähigkeit. Ein wichtiger Schritt in der hypnosystemischen Arbeit besteht darin, Klienten zum Aufbau einer Steuerposition anzuregen (Bartl 2019; Gross und Popper 2016; Schmidt 2017).

Kompetenzen als Potenzial vorhanden
Nach hypnosystemischem Verständnis sind bei Problemen die Kompetenzen als Potenzial sehr wohl vorhanden, „schlummern" jedoch. Gezielte Umfokussierung durch die Suche nach Erlebnissen, in denen schon einmal Hilfreiches gelaufen ist, ermöglicht die Reaktivierung von Kompetenzen bei Klienten.

Brücke zwischen Bewusstem und Unwillkürlichem
Durch innere Bilder, Metaphern, Symbole, Imaginationen, Rhythmus, Bewegung, Mimik, Gestik, Olfaktorisches, Gustatorisches, Rituale, Tanz, Musik u. Ä. wird eine Brücke zwischen kognitiv Bewusstem (Ich) und emotional, körperlich Unwillkürlichem (Es) geschlagen. Im optimalen Fall kooperieren beide im Dienste eines Ziels. Die Kooperation führt zu einem Erleben von Stimmigkeit und Balance (Gross 2016; Schmidt 2014, 2017).

Stabile Muster
Menschen entwickeln stabile Muster, wie sie Wirklichkeit beschreiben, erklären, bewerten, Schlussfolgerungen daraus ziehen und darauf reagieren. Kognitionen, Verhalten, Kommunikation, emotionale und physiologische Reaktionen wie Atmung und Körperhaltung sind miteinander verknüpft, sie organisieren sich autonom (Maturana 2013). Von der Wirklichkeitskonstruktion hängt ab, welche Lösungsversuche daraus abgeleitet werden. Solche Muster stabil zu halten gibt Menschen Sicherheit. Hypnosystemische Therapie und Beratung zielen darauf, Unterschiede in die Muster des Klienten einzuführen, die ihm Wahlfreiheit erlauben, also z. B. statt der generalisierten Aussage „Ich bin enttäuscht" zu sagen: „Ich bin *zurzeit* enttäuscht", oder den Klienten einzuladen, sein Problem als unerwünschten Eindringling zu visualisieren. Imagination und Umbenennung unterbrechen die Generalisierung, ebenso die Suche nach Ausnahmen vom aktuellen Leiden. Bereits die Modifikation eines einzigen Musterelements regt wirksame Veränderungen an. Der Hinweis auf erwartbare Rückfälle – „Ehrenrunden" – verringert den Perfektionsdruck.

4.2 Typische Schritte einer hypnosystemischen Vorgehensweise in Therapie und Beratung

Die folgenden Schritte veranschaulichen, wie die zentralen Grundannahmen und konzeptionellen Überlegungen in Beratung und Therapeutisch praktisch umgesetzt werden können.

Hypnosystemisches Vorgehen in Beratung und Therapie – Typische Schritte

1. Klärung von Kontext und Anlass der Beratung und Therapie.
2. Ziele und Kooperation abstimmen: *Wofür* arbeiten wir zusammen?; durch Pacing (Spiegelung des verbalen und nonverbalen Verhaltens des Klienten) für das „Opfer-Ich" Beziehung aufbauen, dann Einladungen zur Fokussierung auf die gewünschte Lösung;
3. Zielbeschreibung/-vision mit Wunderfragen und Imagination erarbeiten; Ziele so wählen, dass sie selbstwirksam erreichbar sind; bei Restriktionen (andere Menschen können nicht geändert werden) an „zweitbestem" Ziel arbeiten, d. h. mit der Situation umgehen;
4. Suche nach „Mustern des Gelingens"; Ausnahmen vom Problem identifizieren; Entwicklung von Unterschieden, sodass „schlummernde" Ressourcen aktiviert werden; auf Lösungserleben fokussieren;
5. Systematischer Vergleich von Problem- und Lösungsmustern (Mustern des Gelingens), Netzwerke analysieren (Beschreibung, Bewertung, Erklärung, Emotionen), kleine Veränderungen einführen; Metaperspektive stärkt den Einfluss auf Unwillkürliches; ggf. Einladung, im Alltag zu beobachten, ob und wann Gewünschtes eintritt;
6. Vergleich von Auswirkungen i. S. einer Kosten-Nutzen-Analyse; Funktion des Problems verstehen, d. h., Probleme sind für bestimmte Ziele kompetent, allerdings mit hohem Preis; Symptome als Bedürfnisse deuten, diese nutzen als Ressourcen i. S. intuitiven Wissens für innere Stimmigkeit, für neue Muster;
7. Kontextualisierung der Lösungsmaßnahmen: Welche Auswirkungen in welchen Beziehungen haben die Lösungsmaßnahmen? Ggf. aus Ambivalenzen dritte Wege entwickeln; Bedeutung einer Änderung würdigen;
8. Interventionen zur Unterschiedsbildung: z. B. Problemerleben personifizieren, räumlich umstellen, zwischen Problem- und Lösungsmuster pendeln oder Reize als Kompetenzwecker „umdekorieren";
9. Entwickeln und Vereinbaren klar prüfbarer nächster Schritte (wer kann was, wann, wie tun, damit eine Lösung entwickelt wird?);
10. Bei Fortschritt: Wie kann dieser ausgebaut werden; Rückfälle als „Ehrenrunden", d. h. als erwartbar konnotieren; bei Stagnation ggf. langsamer vorgehen oder „jetzt noch nicht".

4.3 Ambiguität als Schlüssel zur Neubewertung

Nach dem Verständnis der Hypnosystemik wird Wirklichkeit (i. S. wirksamen Erlebens) dadurch „konstruiert", wie sie bezeichnet, erklärt und bewertet wird (Spencer-Brown 1969). Aus therapeutischer Sicht lässt Ambiguität sich zur Neubewertung nutzen: Was sich als ambig deuten lässt, lässt sich umdeuten. Es ist das Ziel hypnosystemischer Interventionen, für das Wohlbefinden wenig nützliche Überzeugungen (nach ihren Auswirkungen) zu hinterfragen und in ein ambiges Licht zu rücken; statt auf Störung zu fokussieren wird nach einem Sinn des Verhaltens in dem jeweiligen Kontext gesucht.

5 Ambiguitätstoleranz in Arbeitskontexten fördern – Fallbeispiele aus Beratung und Therapie

Der hohe Veränderungsdruck in Lebens- und Arbeitsbedingungen führt bei vielen Menschen zum Erleben von Überforderung, zu Angst und massiven Stressreaktionen – mit Auswirkungen auf die Gesundheit. Um die inneren (körperlichen und psychischen) und äußeren (sozialen und materiellen) Anforderungen bewältigen zu können (Franzkowiak et al. 2022, S. 4) und in einer unsicheren Umgebung gesund und handlungsfähig zu bleiben, braucht es wirksame Strategien. Diese werden in Schulen und in Familien i. d. R. aber nicht vermittelt. Ambiguitätstoleranz spielt hier als Schlüsselkompetenz eine wesentliche Rolle (von Ameln und Iwers 2021).

Anhand von Praxisbeispielen wird im Folgenden gezeigt, wie Klienten in Beratung und Therapie hypnosystemisch dabei unterstützt werden können, mit Ambiguität umzugehen. In Arbeitskontexten spielt Ambiguitätstoleranz auf verschiedenen Ebenen eine Rolle: auf der Ebene der individuellen inneren Dynamik als Kooperation zwischen Kognition und Intuition, auf der Ebene der Dynamik in der Rolle, die eine Person im Unternehmen einnimmt, auf der Ebene der Dynamik in Teams und in der Organisation i. S. verschiedener Rationalitäten (z. B. ökonomischer und kultureller) oder Werte (Baumgartner et al. 2023). Auf all diesen Ebenen geht es um die Herausforderung, mit Ungewissheit gesund, konstruktiv und kontextangemessen umzugehen.

5.1 Innerpsychisch Mehrdeutiges aushalten

Wenn ungewünschte unwillkürliche Prozesse dominieren und sich gegen das bewusst-willentliche Bemühen durchsetzen, wird das Bewusst-Willentliche gewissermaßen zum „Opfer" der unwillkürlichen Prozesse. Es versucht dann meist,

B. Bürger, *Gesundheit in Arbeitskontexten fördern*, essentials,
https://doi.org/10.1007/978-3-662-72867-3_5

dagegen zu kämpfen, was aber typischerweise dazu führt, dass es den unwillkürlichen Prozessen unterliegt (Schmidt 2010, S. 44). Aus hypnosystemischer Sicht werden Symptome als kompetentes Feedback des Organismus über innere Bedürfnisse gewertet, sodass sie als „Botschafter" für unbewusste Anliegen fungieren und als gesundheitsförderliche Lernchance für den Klienten utilisiert, d. h. genutzt werden können.

Beispiel für Ungewissheit in Bezug auf die eigene Leistungsfähigkeit nach Burnout

Frau A., 59 Jahre alt, Lehrerin an einer Realschule, ist nach einer Rücken-Reha wegen schwerer Rückenschmerzen und einem vorausgegangenen Burnout nach einem halben Jahr an die Schule zurückgekehrt. Ihr Schulleiter hat sich in dem Gespräch, das im Rahmen des betrieblichen Eingliederungsmanagements stattfand, verständnisvoll und unterstützend gezeigt. Inzwischen sind sechs Wochen vergangen, und Frau A. arbeitet auf einer halben Stelle wie vor der Erkrankung. Der Schulleiter hat kürzlich seine Erwartung deutlich gemacht, Frau A. nun erstmals auch für Springstunden als Vertretungslehrerin einsetzen zu können. Frau A. empfindet ihre Leistungsfähigkeit jedoch noch immer als „unberechenbar" und fragil. Manchmal sei sie schon nach zwei Unterrichtsstunden völlig erschöpft. Die Aussicht, künftig Klassen unterrichten zu müssen, mit denen sie nicht regelmäßig arbeite, bei denen man die Reaktion der Schüler nicht einschätzen könne, mache ihr Angst, sie habe das Gefühl, dem nicht gewachsen zu sein.

Metaphorisches Reframing für Symptome als kluge Rückmeldung des Organismus

Im Gespräch werden nach ausführlichem Pacing für das, was Frau A. belastet und verunsichert, zunächst bisherige Lösungsversuche erkundet. Es wird deutlich, dass Frau A. sich vor allem darauf konzentriert, durch regelmäßigen ausgedehnten Sport ihre Kraft wiederzugewinnen. Dass diese Bemühungen am Arbeitsplatz dennoch nicht zu der erwarteten dauerhaften Leistungsfähigkeit führen, hat Verunsicherung und Ängste bei ihr zur Folge. Sie hadert mit sich, weil sich unter der Rücken-Reha alles gut entwickelt habe, sie aber bei der Arbeit immer noch wieder einbreche. Es gelinge ihr einfach nicht, eine stabile Situation zu schaffen. Auf die Einladung, einmal probeweise anzunehmen, ihr Rücken sei klug und habe gute Gründe für seine Reaktion, reagiert Frau A. zunächst zögerlich. Auf den anschließenden Vorschlag, sich den Rücken als Botschafter für ein unbewusstes Bedürfnis vorzustellen, lacht sie und äußert die Vermutung, dass der einfach genug hat. Die angebotene Idee, mit dem Rücken und seinen Schmerzen in einen imaginierten Dialog zu gehen, ihn zu fragen, was er brauchen würde, um Frau A. unterstützen zu können, und vielleicht dann irgendwann gar mit ihm über das zu verhandeln, was möglich ist, greift Frau A. auf. Sie entwickelt mit großem Vergnügen einen Dialog, bei dem der Rücken für seine Position (sie vor Überlastung zu schützen) starke Argumente findet. Frau A. verlässt die Beratung mit dem Vorsatz, zu untersuchen, wie es gelingen kann, im Arbeitsalltag immer mal wieder in den Dialog mit ihrem Rücken zu gehen.

Der Aufbau einer kooperativen Haltung dem Organismus gegenüber erlaubt Ambiguitätstoleranz, die Bejahung des Prozesses und die Entwicklung einer neuen Perspektive.

Beispiel für fehlende Ambiguitätstoleranz gegenüber einem inneren Anteil, der das eigene Selbstbild bedroht

Herr B., 39 Jahre alt, als Bauleiter in einem großen Konzern tätig, meldet sich nach einem Klinikaufenthalt wegen Depression und Burnout. Er ist kürzlich an seinen Arbeitsplatz zurückgekehrt. Er wünsche sich einmal kurz Unterstützung für einen „pragmatischen Blick" auf seine Arbeitssituation, um zu sehen, ob er etwas verbessern könne, damit der Wiedereinstieg nachhaltig gelinge.

Intervention zur Integration eines ungeliebten Anteils

Zum ersten Gespräch bringt Herr B. ein Bild mit, das er während seiner Zeit in der Klinik gezeichnet hat. Mit einem weichen Kohlestift hat er in der rechten unteren Ecke eines großen Blatts die dunklen Umrisse einer zusammengekauerten Person gezeichnet, die den Kopf auf die Knie gelegt hat. Herr B. zeigt das Bild kurz und legt es dann auf den Boden neben sich. Dann holt er eine Reihe von Farbfotos aus einem Umschlag, auf denen er beim Rennradfahren in den Bergen und im Kreis seiner Freunde feiernd, lebendig und fröhlich zu sehen ist. „Das bin ich eigentlich." Den Hinweis auf das Bestreben der Beraterin, ihm ganzheitlich gerecht zu werden, überhört er zunächst. Der Einladung, die Zeichnung noch einmal hervorzuholen, folgt er, verwundert darüber, dass die Beraterin ihr Angerührtsein angesichts dieser Zeichnung rückmeldet. Dem Vorschlag, die Schwarz-Weiß-Skizze und die Farbbilder nebeneinanderzulegen, folgt er zögernd und beginnt mit der Position der Bilder zu spielen: Was gehört in den Vordergrund, was in den Hintergrund? Das Angebot, alle Bilder, auch die hinter den Farbfotos fast versteckte Skizze, als verschiedene Anteile seines Ichs zu betrachten und zu untersuchen, wie das wäre, kann Herr B. jetzt annehmen. Er spürt Erleichterung. Aus seinem Anspruch bei der Arbeit endlich wieder der Starke, Fröhliche sein zu wollen wird ein Wissen darum, dass da außer dem Fröhlichen auch ein dunkler Anteil ist. Er erinnert sich daran, dass dieser Anteil in der Klinikzeit eine besondere Verbindung zu einem Mitpatienten ermöglicht hat. Er verlässt die Beratungsstunde mit dem Gefühl von Entlastung und mit mehr Offenheit und Akzeptanz gegenüber diesem Anteil seines Ichs.

Aus beraterischer und therapeutischer Sicht ist Ambiguität die Bedingung für die Möglichkeit einer weniger leidvollen Selbst- und Weltsicht, denn nur, was mehrdeutig ist, lässt sich auch mehrdeutig nutzen, um das „Symptom-Ich“ als Teil des inneren Erlebnisnetzwerks, mit dem Klienten stark assoziiert sind, zu lockern und Zugänge zu anderen Ich-Anteilen zu aktivieren, in denen unbewusste Kompetenzen schon vorhanden sind, die Lösungsimpulse geben. Der Zugriff auf Intuition hilft, „Ungewissheit als gestaltbare Offenheit zu erleben“ (Elbe und Peters 2021, S. 591).

Praxistipp
Die Einladung zur gezielten Erinnerung an das, was in der Vergangenheit schon einmal gut gelaufen ist, hilft Klienten, sich (schlummernde) Ressourcen bewusst zu machen. Durch die Einladung, möglichst detailliert zu beschreiben („Wie haben Sie das genau gemacht?“) und die Erinnerung dabei sprachlich in die Gegenwart zu holen („Und wie machen Sie das genau?“), wird der Klient unterstützt, sich mit den eigenen Ressourcen innerlich wieder zu verbinden. Auf diese Weise gelangt er wieder in eine steuernde Position.

5.2 Ambiguitätstoleranz als Herausforderung für Führungskräfte

Führen und entscheiden unter Ungewissheit, Krisen und Fehler managen, eine Vertrauenskultur etablieren – all das gehört zu den zentralen Aufgaben von Führungskräften (von Ameln und Iwers 2021; Sparr 2021; Rascher 2021). Sie müssen in der Lage sein, Dinge in der Schwebe zu halten und dennoch zu handeln. Führung wird damit aus hypnosystemischer Sicht zu einem Prozess des Ausbalancierens von Spannungsverhältnissen unterschiedlichster Art. Insbesondere das mittlere Management ist durch seine „Sandwichposition" zwischen strategischer Ebene (Geschäftsführung/Unternehmensleitung) und operativer Ebene (Mitarbeiter) mit besonders vielen „Zwickmühlen" konfrontiert (Schmidt 2017).

Mit Blick auf die Geführten versteht die Hypnosystemik Führung als zielorientierte soziale Einflussnahme unter der Berücksichtigung, dass lebende Systeme (autonom und sich selbst organisierend) der Erfüllung von Aufgaben in strukturierten Arbeitskontexten dienen. Führung ist insofern immer Ausdruck gemeinsamer Leistung, d. h. gelingender Interaktionen zwischen Führenden und Geführten. Entsprechend bestimmen die Rückmeldungen der Geführten, ob eine Führungskraft führt. Deren Beiträge sind mit Bezug zu höheren Zielen zu sehen, sie sind Ausdruck einer Rolle und nicht persönlich-individueller Positionen. Beim Führungshandeln geht es darum, die Komplexität und Unkontrollierbarkeit des Systems anzuerkennen und Beurteilungen von Beiträgen Mitarbeitender grundsätzlich aus dem Glauben heraus vorzunehmen, dass Menschen lösungskompetent und fähig sind, gute Arbeit auf Basis ihrer individuellen Fähigkeiten zu leisten. Dialogkompetenz, d. h. die Fähigkeit, von der eigenen Meinung abweichende Meinungen zuzulassen, diese in einen ergebnisoffenen Dialog zu integrieren, Freiräume zu gewähren und die Selbstwirksamkeit der Mitarbeitenden zu fördern, spielt eine wesentliche Rolle beim Führungshandeln (Schmidt 2017).

Beispiel für den vermeidenden Umgang einer Führungskraft mit Ambiguität
Frau C. kommt nach einem Burnout und einem Klinikaufenthalt im Rahmen einer beruflichen Reha zur Beratung. Die Rückkehr an ihren bisherigen Arbeitsplatz stehe bevor. Sie ringe immer noch um eine Haltung ihrem Arbeitgeber gegenüber. Sie arbeite seit vielen Jahren in einem

Maschinenbauunternehmen, seit knapp drei Jahren als Teamleiterin. Vor zwei Jahren habe die Geschäftsleitung ein Projekt gestartet, um der Überalterung in der Abteilung entgegenzuwirken. Sie selbst und ihre Mitarbeiter seien alle über 50 Jahre alt. Es seien fünf junge Fachkräfte eingestellt worden. Deren Zusammenarbeit mit den langjährigen Kollegen sei anfangs schwierig gewesen. Frau C. habe der Geschäftsleitung Maßnahmen zur Integration vorgeschlagen, mit dem Ziel, eine gute intergenerationale Zusammenarbeit zu erreichen. Von der Geschäftsleitung sei ihr ein Jahr Zeit für gezielte Teambildungsmaßnahmen zugestanden worden. Sie sei stolz darauf gewesen, dass dank ihrer Initiative und mit ihrer Unterstützung das Onboarding und die Integration der Neuen gut gelungen seien. Die langjährigen Mitarbeiter hätten ihr Erfahrungswissen weitergegeben, und es sei ein Team gewachsen, in dem gute Zusammenarbeit und gegenseitige Wertschätzung geherrscht hätten und jede Menge innovativer Ideen entwickelt worden seien. Dann habe die Geschäftsleitung entschieden, sich von allen langjährigen Mitarbeitern zu trennen. Sie sei nach dem ersten Kündigungsgespräch, in dem ein erfahrener Mitarbeiter fassungslos und wütend reagiert und ihr, Frau C., vorgeworfen habe, sie habe ihn und die älteren Kollegen hereingelegt, zusammengebrochen. Nun wünsche sie sich Unterstützung zur Vorbereitung des anstehenden Rückkehrgesprächs mit ihrem Vorgesetzten.

Intervention zur Stärkung der Ambiguitätstoleranz mit Blick auf Loyalität (mit Preis) und auf Zwickmühlen

Im Beratungsgespräch wird deutlich, dass das Erlebte Frau C. noch stark beschäftigt und immer wieder auch bedrängende Wirkung entfaltet. Sie erhält zunächst konsequentes Pacing dafür, dass diese Situation verständlicherweise belastend und sie damit stark assoziiert ist. Das bringt ein Stück Entspannung. Frau C. kann den Vorschlag annehmen, das Erfahrene als Szene auf einer kleinen Bühne wie in einem Puppentheater zu imaginieren. Der Vorschlag wird mit der Erklärung verbunden, dass Verkleinern oder Umplatzieren von Bedrängendem distanzierend wirkt und darauf zielt, eine gute Steuerposition mit Überblick und Lösungsideen wiederzugewinnen. Frau C. kann sich darauf einlassen und gewinnt Spaß an der imaginativen Ausgestaltung der Bühne mit ihr selbst als Führungskraft und Figuren aller Beteiligten: der langjährigen Mitarbeiter, der neuen jungen Kollegen, der Geschäftsleitung. Es wird schnell deutlich, dass die Führungskraft auf der Bühne das Projekt der intergenerationalen Zusammenarbeit unbedingt zu einem Erfolg führen und dazu die langjährigen Mitarbeiter für eine Zusammenarbeit gewinnen will. In der anschließenden Reflexion äußert Frau C., dass ihr die Perspektive der ehemaligen Kollegen und deren Ängste, sich mit der Weitergabe ihres Erfahrungswissens überflüssig zu machen, sehr bewusst gewesen seien. Dies wird ihr als verständliche Loyalitätsleistung positiv angerechnet – und es wird ihr der Preis deutlich gemacht, den das für sie hatte. Das bringt Entlastung, und in der Folge wird ein breiterer Fokus möglich. Frau C. kann nun aus der Distanz auch die Perspektive der Geschäftsleitung nachvollziehen. Es bleibt offen, ob sie den langjährigen Mitarbeitenden schon früh eine verbindliche Tendenz bezüglich ihrer zukünftigen Beschäftigung vermittelt hat, die seitens der Geschäftsleitung jedoch offengeblieben war, und ob die Geschäftsleitung den Entscheidungsprozess ihr gegenüber transparent dargestellt hat. Ihr wird vorgeschlagen im nächsten Gespräch zu untersuchen, welche Handlungsprinzipien ihr als Führungskraft in Zwickmühlen helfen könnten, wie sich diese im Einklang mit ihren eigenen Werten umsetzen lassen und was sie von der Geschäftsleitung braucht, um künftig selbstfürsorglich ihre Steuerposition mit klarem Überblick zu behalten.

Ambiguitätstoleranz ist zum einen die Voraussetzung dafür, als Führungskraft mit den Spannungen und Herausforderungen umgehen zu können, die sich aus der gleichzeitigen Verfolgung verschiedener, widersprüchlicher Ziele ergeben (Bledow et al. 2009). Sie erfordert, Unklares zunächst in der Schwebe halten zu können – so lange, bis sich im Prozess neue Informationen oder durch gemachte Schritte eine Richtung abzeichnen. Das obige Beispiel zeigt, dass Ambiguitätstoleranz einer Unternehmenskultur bedarf, die auf Vertrauen und Transparenz basiert und in der Fehler gemacht werden dürfen. Bledow et al. (2009) beschreiben mit Ambidextrie (Beidhändigkeit) ein Mindset und eine Vorgehensweise, die z. B. für Innovation unerlässlich ist. Ambidextre Führung betreibt das bestehende Geschäft effizient, das bedeutet, bereits investierte Ressourcen bestmöglich zu nutzen (Exploitation) *und* kontinuierlich nach Neuem zu streben – mit Blick auf Technologien, Märkte und Mitarbeitende (Exploration). Indem Führungskräfte im Wechsel durch eine exploitative und eine explorative „Brille“ auf dasselbe Organisationsgeschehen schauen, öffnen sie den Blick für neue Einsichten und vermeiden gleichzeitig die Kurzsichtigkeit, die durch ein einseitiges Fixieren auf Neues entstehen kann (Busch und Sichler 2023).

Verantwortete Entscheidungen
Sich widersprechende Handlungslogiken ergeben sich darüber hinaus durch Vorgaben, z. B. von Leistungssteigerung *und* Kosteneinsparung. Führungskräften mag es gelingen, innerhalb von Abteilungen widerspruchsfrei zu handeln, aus dem Zusammenspiel mit anderen Abteilungen entstehen jedoch Konflikte, die immer wieder neu ausbalanciert werden müssen (Simon 2013a). Aus hypnosystemischer Sicht gibt es keine Lösung ohne Preis, d. h., es ist unmöglich, allen Anforderungen gerecht zu werden. In Therapie und Beratung werden Klienten deshalb eingeladen, statt nach der perfekten „richtigen" Lösung nach einer Entscheidung zu suchen, für die sie selbst die Verantwortung übernehmen können. Der Gesamtauftrag, z. B. Leistungssteigerung bei gleichzeitiger Kosteneinsparung, bleibt unlösbar. Führungskräften obliegt nicht die Verantwortung für die Entstehung dieses Dilemmas. Born et al. (2020) zeigen, wie die Aneignung reflexiver Strategien zum expliziten und gemeinschaftlichen Umgang mit Dilemmata die Resilienz fördern kann. Starker und Schneider (2020) betonen, dass auch die Führungskräfte selbst in der Selbstfürsorge Unterstützung brauchen.

5.3 Ambiguitätstoleranz in Change-Prozessen

Die Rolle einer Person im Arbeitskontext ist als spezifisches Verhaltensmuster zu verstehen, das von ihr in der Organisation gefordert wird. Für die Rolleninhaber ist es Teil ihres Identitätskonstrukts und bietet Anerkennung und Zugehörigkeit (Keupp 1997). Der zunehmende Veränderungsdruck in Organisationen, sei es durch Krisen, Digitalisierung oder KI, hat Auswirkungen auf berufliche Rollen und Aufgabenprofile. Mitarbeitende sind mit neuen oder veränderten Anforderungen konfrontiert, erworbene Kompetenzen reichen für die Aufgabenbewältigung oft nicht mehr. Mit veränderten Arbeitsanforderungen und -bedingungen geht ggf. auch eine Änderung in der Ausrichtung der Weisungsgebundenheit einher, die bei Führungskräften und auch bei Mitarbeitenden Stress erzeugt, da Handlungsspielräume und Arbeitsprozesse (vorübergehend) weniger berechenbar werden und damit auch einen Teil ihrer Sicherungsfunktion als identitätsstiftende Rollenrepräsentation in der Organisation verlieren.

Beispiel für veränderte Rollenanforderungen
Frau D., 63 Jahre alt, kommt nach einer längeren Krankschreibung wegen depressiver Symptome mit dem Wunsch nach Unterstützung zur Therapie.

Sie sei als IT-Expertin seit vielen Jahren im Kundenservice eines Geräteherstellers im Hochpreissegment tätig. Ihre Expertise werde von Kollegen hoch geschätzt und im Service von Kunden intensiv nachgefragt. Sie habe sich in ihrer Abteilung im Verlauf der zurückliegenden Jahre eine herausgehobene Expertinnenposition erarbeitet. Kürzlich habe die Unternehmensleitung jedoch wegen anhaltend schlechter Umsätze der Abteilung entschieden, das Serviceangebot für Kunden zurückzufahren. Sie, Frau D., solle nun die Kollegen im Verkauf unterstützen und Umsatz generieren.

Intervention zur achtenswerten Wahl einer zweitbesten Lösung
Frau D. hadert mit der veränderten Rolle, die ihrem Selbstverständnis als IT-Expertin überhaupt nicht entspricht. Es wird deutlich, dass sie die Unterstützung im Verkauf als kränkend, als Herabstufung und Entwertung ihres Expertinnenstatus empfindet, den sie sich im Laufe der Jahre mit regelmäßigen Fortbildungen aufgebaut hat. Auch die Tatsache, dass sie nun im Verkauf unter Beobachtung ihrer Vorgesetzten steht, verursacht großen Druck. Zunächst geht es in der Therapie darum, die Kränkung wertschätzend zu würdigen (Pacing). Es wird deutlich, dass die Veränderung der Rolle in verschiedene Maßnahmen einzuordnen ist, zu denen das Unternehmen sich aufgrund anhaltend schlechter Umsatzzahlen veranlasst sieht. Nach Einschätzung von Frau D. ist die Veränderung ihrer Rolle keine vorübergehende Maßnahme. Die Konnotation ihrer Frustration als verständlich und nachvollziehbar erlaubt ihr, sich etwas zu entspannen. Sie greift den Vorschlag auf, zunächst einmal Handlungsoptionen durchzuspielen. Es wird schnell deutlich, dass Frau D. am liebsten das Unternehmen verlassen und sich eine neue Stelle suchen würde. Mit dem kranken Partner zu Hause ist ihr Radius jedoch begrenzt und das Wagnis, das sie mit der Suche nach einer neuen Stelle eingehen würde, aus ihrer Sicht zu groß. Der Ausdruck von Hochachtung für die mögliche Wahl einer zweitbesten Lösung und der Hinweis, dass das Sehnsuchtsziel (dem Unternehmen den Rücken zu kehren) trotzdem bleiben darf, berührt Frau D. So wird die Auseinandersetzung mit der Frage möglich, welche ihrer bisherigen Ressourcen und inneren Stärken sie nutzen kann, um die Zeit (bis zum Renteneintritt) gut zu überstehen. Frau D. verlässt die Therapiestunde mit der inneren und von ihr laut ausgesprochenen Erlaubnis, ihre Kränkung und Enttäuschung noch eine Weile mit Verständnis für sich selbst zu begleiten.

Neue Rollen entstehen durch veränderte Muster der Einbindung von Führungskräften und Mitarbeitenden in Organisationen, z. B. durch Projektarbeit. Fluide Prozessstrukturen dienen als Treiber der Transformation in Unternehmen, etwa im Rahmen der Digitalisierung. Insbesondere Prozesse der Zusammenarbeit sind davon betroffen. Das bedingt nicht nur eine temporäre Anpassung der Rollen, sondern auch neue institutionelle Muster der Einbindung aller Beteiligten (Salazar und Peters 2011). Mit erhöhter Rollenambiguität infolge fluider Prozessstrukturen können Erwartungen an die Rollenträgerinnen und -träger unklarer werden. Ziel fluider Prozessstrukturen ist eine systemische Neuvernetzung der betroffenen Beschäftigtengruppen. In Projekten steht nicht der individuelle Kompetenznachweis im Vordergrund, wichtiger sind die Erfordernisse der temporären Prozessbearbeitung (Elbe 2016). Mitarbeitende wechseln zeitlich selektiv ihren Expertenmodus und begegnen veränderten Rollenerwartungen. Netzwerkbildung verläuft abteilungs- und hierarchieübergreifend, Entscheidungen werden zeitlich befristet auf Interaktionssysteme verlagert (Eckstein und Muster 2021), statt über direkte Vorgesetztenanweisungen zu erfolgen. In funktionsübergreifenden Teams regulieren Selbstverpflichtungen und Interaktionsregeln Arbeit, Autorität und Mitteilungsverhalten. Sie sehen Moderationsrollen vor, deren Träger und Trägerinnen während der Interaktion berechtigt sind, die Führung zu übernehmen, um „den Einfluss disziplinarischer Führungsbeziehungen aus formalen Interaktionen zu verbannen“ (Eckstein und Muster 2021, S. 655).

Beispiel für die Herausforderung durch eine ambige Rolle in der Projektarbeit

Frau E., Ingenieurin in einem mittelständischen Unternehmen, kommt zur Beratung. Sie sei vor Kurzem als Leiterin für ein Projekt von außerhalb ihrer Abteilung angefordert worden. Das Projektteam, das sie leite, arbeite gut zusammen. Sie sei jedoch bei Entscheidungen darauf angewiesen, dass ihr Vorgesetzter sein Okay dazu gebe. Sie habe diesen daher mehrfach um ein Gespräch gebeten, aber das gestalte sich regelmäßig sehr zäh. Wenn der Vorgesetzte endlich Zeit habe, beziehe er im Gespräch mit ihr keine klare Position, sondern antworte ausweichend. Das werde ihr, Frau E., aber eigentlich immer erst klar, wenn sie das Büro des Vorgesetzten bereits verlassen habe. Die Erfahrung frustriere sie und mache sie hilflos. Sie habe den Vorgesetzten schon auf dem Flur abgefangen, aber auch das habe nicht funktioniert. Eine anstehende und dringend notwendige Entscheidung, die getroffen werden müsse, bevor die nächsten Schritte im Projekt erfolgen könnten, stehe immer noch aus. Frau E. fühlet sich zunehmend unter Druck, sie befürchte, dass das Projekt scheitern könnte.

Intervention zum Umgang mit einer Restriktion, zum Perspektivwechsel und zu einer Zieländerung mit Blick auf Auswirkungen

Im Gespräch wird deutlich, dass die bisherigen Lösungsversuche von Frau E. sich darauf konzentrieren, den Vorgesetzten dazu zu bringen, eine Entscheidung zu treffen, was jedoch scheitert und den Handlungsdruck für die Klientin verschärft. Mit Achtung für ihre bisherigen Bemühungen wird ihr als Erklärung angeboten, dass sie ihr Ziel, so wie es aktuell gesetzt ist, nur erreichen kann, wenn der Vorgesetzte sein Verhalten ändert. Ein solches Ziel stellt aus hypnosystemischer Sicht eine Restriktion i. S. einer unüberwindbaren Hürde dar. In der Reflexion wird Frau E. klar, dass sie bisher auf das Hindernis fokussiert war und dagegen gekämpft hat. Ihr wird als Möglichkeit angeboten, dem Vorgesetzten mit der inneren Haltung gegenüberzutreten: „Ich schaue, ob es geht. Ich brauche etwas von meinem Vorgesetzen und schaue, was möglich ist.“ Die Bitte, zu untersuchen, welche Auswirkungen es hätte, Führung als eine Beziehung zur Erfüllung bestimmter Aufgaben zu betrachten, für deren Gelingen die Verhaltensbeiträge des Führenden und des Geführten komplementär sein sollten, greift sie neugierig auf. Bei der anschließenden Suche danach, wie dies konkret aussehen könnte, überprüft sie verschiedene Ideen, u. a. die, den Vorgesetzten über die Schritte im Projekt zu informieren und ihn um die Informationen zu bitten, die für den nächsten Schritt gebraucht werden. Frau E. beschreibt das Gefühl von mehr Gelassenheit und eigener Kompetenz als Auswirkung der Vorstellung, sich künftig darauf zu fokussieren, den Teil zu erfüllen, der von ihr selbst kommen muss. Im nächsten Schritt wird Frau E. eingeladen, für das Projekt ein Bild oder einen Namen finden, das bzw. der dessen besonderen Wert betont. Dieser Anker hilft dabei, in künftigen Kontakten Erfolgschancen des Projekts hervorzuheben und dem Vorgesetzten damit die Botschaft zu vermitteln, dass er einen einzigartigen Beitrag leisten könnte, der dem Projekt Glanz verleihen kann. Diese Umfokussierung bringt Erlaubnis und Entspannung für Frau E., sodass ein anderer Blick auf den Vorgesetzten und die Situation möglich wird. Sie folgt der Einladung, das ausweichende Verhalten des Vorgesetzten aus dessen Perspektive als sinnvoll zu fantasieren, z. B. dem Motto folgend, dass Leute in seiner Position von Bitten umzingelt sind. Frau E. bemerkt, dass die Auswirkung dieser Vorstellung es ihr leichter macht, dem Vorgesetzten mit einer positiven inneren Haltung gegenüberzutreten. Auf die Frage, welche Beiträge Frau E. dann einbringen könnte, auf die der Vorgesetzte seinerseits konstruktiv reagieren könnte, antwortet Frau E., dass sie eine Botschaft in dem Sinne, dass sie sich gern einreiht vermitteln müsste. Das könnte bei dem Vorgesetzten wahrscheinlich die Bereitschaft fördern, Frau E.s Anliegen Aufmerksamkeit zu schenken. Das auszuprobieren und die Auswirkungen am Arbeitsplatz zu untersuchen empfindet Frau E. als stimmig und hilfreich für sich.

Aus hypnosystemischer Sicht wird Ambiguität genutzt, um den Fokus von nicht Erreichbarem auf Mögliches zu lenken. Das Hindernis oder Problem wird nicht beseitigt, sondern bekommt die Funktion einer Erinnerungshilfe und wird mit einem Bild oder Namen „verankert". Auf diese Weise wird ein Gefühl von Kompetenz und Selbstwirksamkeit möglich, aus dem heraus wieder Wege wahrgenommen werden können, die offen sind.

5.4 Ambiguitätstoleranz als Kompetenz in der Teamarbeit ausbauen

Veränderungsprozesse in Unternehmen fordern häufig eine grundlegende Neuverhandlung der Ablauforganisation und der Prozesse der Zusammenarbeit (Elbe 2016). Funktionierende Teamarbeit basiert auf ausgeprägter Kooperationsbereitschaft und der konstruktiven Nutzung von Vielfalt. Die unterschiedlichen Hintergründe, Fähigkeiten, Perspektiven und Erfahrungen der Teammitglieder sollen sicherstellen, dass ein breiteres Spektrum an Lösungsansätzen generiert und effektiver auf komplexe Herausforderungen reagiert werden kann. Empirische Belege zeigen, dass Ambiguitätstoleranz als ein „robust predictor of one's willingness to engage in costly social behavior, which suggests a mechanism for the underlying motivations of prosocial action" (Vives und FeldmannHall 2018, S. 1) gelten kann. Die Forscher fanden in Experimenten Belege dafür, dass „the greater an individual's ambiguity tolerance, the more they engage in costly prosocial behaviors, both during decisions to cooperate and choices to trust" (ebd., S. 1). Ambiguitätstolerante Personen sind demnach eher bereit, in aufwendige soziale Prozesse zu investieren und anderen zu vertrauen. Geringe Toleranz gegenüber Ungewissheit hingegen fördert defensives Vermeidungsverhalten, verzögert

Entscheidungen und kann Karriereschritte blockieren. Wer dagegen aktiv auf Kolleginnen und Kollegen zugeht, schafft die Grundlage für belastbare Netzwerke und nachhaltige Zusammenarbeit (McLain et al. 2015).

Beispiel für fehlende Ambiguitätstoleranz im Team und Fokussierung auf individuelle Kompetenzbeweise
Herr F., Ende 40, kommt zur Beratung. In dem Unternehmen der Finanzdienstleistungsbranche, in dem er arbeite, seien im letzten Jahr mehrere Organisationsentwicklungsmaßnahmen, u. a. zur Förderung der Teamfähigkeit der Mitarbeitenden, initiiert worden. Nun werde dies in einem weiteren Schritt auch auf seine Ebene, die Ebene der Teamleiter, ausgedehnt. Er sei vor einem guten halben Jahr in das Unternehmen gekommen. Aufgrund seiner Expertise seien ihm zeitnahe Aufstiegsmöglichkeiten in Aussicht gestellt worden. Nun sehe er sich gefordert, mit drei Teamleiterkollegen zusammenzuarbeiten, die deutlich weniger Erfahrung und Qualifikation in der Branche hätten. Sein Vorgesetzter erwarte, dass die vier Teamleiter enger zusammenarbeiteten und dass er, Herr F., sein Wissen und seine Erfahrung einbringe. Im Rahmen eines begrenzten Projekts habe er das bereits einmal getan, und der Vorgesetzte habe angesichts des Erfolgs dieses ersten Projekts ein weiteres sowie insgesamt eine engere Zusammenarbeit der Teamleiter untereinander angeregt/gefordert. In Kürze werde eine Auftaktsitzung stattfinden, an der neben seinen drei Teamleiterkollegen und dem Vorgesetzten ein unternehmensinterner Coach teilnehmen werde. Einer der drei Kollegen habe sich im Vorfeld bereits sehr motiviert geäußert. Herr F. habe in seinem bisherigen Berufsleben kaum im Team gearbeitet und wolle sich vor der Sitzung darüber klar werden, was seine eigenen Interessen seien und ob und wie er diesen in der gewünschten Kooperation Berücksichtigung verschaffen könne. Er sei mit der Erwartung in das Unternehmen gekommen, möglichst rasch den nächsten Karriereschritt zu machen. Jetzt habe er den Eindruck, dies werde mit der nun geforderten Konstellation gewissermaßen konterkariert.

Intervention zur Überprüfung der eigenen Ziele mit Blick auf den Kontext
Im Gespräch erhält Herr F. zunächst wertschätzendes Pacing für das geschilderte Problem, dann wird er eingeladen, zu überlegen, welche Handlungsoptionen er für sich sieht und welche Auswirkungen diese jeweils auf

seine Karriere und die Beurteilungsgrundlagen dafür haben. Die Reflexion seiner bisherigen Erfahrungen im Unternehmen führt Herrn F. zu der Erkenntnis, dass er sich der Arbeit im Team kaum wird entziehen können, da Teamfähigkeit in der Kultur des Unternehmens einen zentralen Stellenwert einnimmt und als Leitprinzip in allen Unternehmensbereichen verankert werden soll. Er charakterisiert sein bisheriges Verhaltensmuster als das eines Einzelkämpfers, der vor allem leistungsorientiert ist. Die Bitte, zu überlegen, was genau er in dem ersten Projekt so gemacht hat, dass sein Vorgesetzter dies als besonderen Erfolg wertet, bringt ihn zu der Erkenntnis, dass es ihm bei diesem Projekt möglich gewesen sei, seine individuellen Beiträge und seine Leistung deutlich sichtbar zu machen. Herr F. wird eingeladen, aus dieser Perspektive ein teamorientiertes Verhalten als Lösungsmuster zu entwerfen und dieses systematisch mit seinem bisherigen Muster des Einzelkämpfers zu vergleichen. Das macht ihn neugierig. Der systematische Vergleich von Problem- und Lösungsmuster und die gefundenen Unterschiede werden ihm als kompetente Feedbacks aus seinem intuitiven Wissen positiv konnotiert. Er verlässt das Beratungsgespräch mit der geäußerten Bereitschaft, diese Pendelbewegung noch eine Weile mit Blick auf die Auswirkungen fortzuführen um im nächsten Gespräch Szenarien zu entwerfen, wie sich die Situation für ihn in diesem Unternehmenskontext als Möglichkeit für eine Weiterentwicklung nutzen lassen könnte.

Vielfalt im Team fördert aus Sicht von Führungskräften Innovation. Die unterschiedlichen Hintergründe, Fähigkeiten und Erfahrungen führen zu mehr und vielfältigeren Lösungsvorschlägen, die der Komplexität der Herausforderungen, mit denen Unternehmen konfrontiert sind, besser gerecht werden (Werner 2023). Von Mitarbeitenden wird erwartet, dass sie dieses Potenzial aktiv nutzen, indem sie unterschiedliche Perspektiven einbringen und konstruktiv miteinander diskutieren.

Beispiel für das Erfordernis von Ambiguitätstoleranz in einem intergenerationalen Team

Frau G. kommt zur Beratung, weil sie sich zunehmend unter Druck fühlt. Sie berichtet, sie habe sich im Alter von 55 Jahren entschlossen, ihre Selbstständigkeit im Vertriebsbereich aufzugeben und in eine Festanstellung zu wechseln. Sie habe eine Stelle als Mitarbeiterin in der Verwaltung einer mittelgroßen Stadt gefunden. In einem kleinen Team arbeite sie mit mehreren Kollegen und einer Chefin zusammen, die alle deutlich jünger seien als sie. Da sie aus der Selbstständigkeit komme, seien lange Arbeitstage, Leistungsorientierung und persönliches Engagement für sie selbstverständlich. In ihrem neuen Team stehe dagegen eine ausgewogene Work-Life-Balance im Vordergrund. Sie liebe ihre aktuelle Tätigkeit, akquiriere mit Begeisterung neue Projekte und Kontakte, aber sie tue sich schwer, wenn in Meetings stets individuelle Bedürfnisse betont und Aufgaben nur im Einklang mit der persönlichen Balance übernommen würden. Sie habe bisher regelmäßig Überstunden gemacht und trotz wachsender Erschöpfung alles Notwendige erledigt, um die Projekterfolge zu sichern. Sie habe versucht, ihre Kollegen zu überzeugen, es ihr gleichzutun, die hätten sich aber freundlich und klar abgegrenzt. Frau G. kommt nach einem neuerlichen Wechsel in der Teamleitung zur Beratung und klagt darüber, dass alle davon ausgingen, dass sie im Zweifelsfall die Dinge zu Ende bringe. Sie habe das Gefühl, alle würden sich einerseits auf sie verlassen, ihr Engagement aber andererseits nicht wertschätzen, sondern als übertrieben belächeln. Regelmäßig gebe es Konflikte um Urlaubszeiten, und sie stehe immer zurück. Das ärgere sie und strenge sie extrem an. Sie wünsche sich dringend Unterstützung.

Intervention zur Flexibilisierung von Zielen und zur Anerkennung bleibender Unterschiede

Nach wertschätzendem Pacing zeigt sich Frau G. sichtbar entlastet. Auf die Einladung, ihr Ziel, die Kollegen von den eigenen Werten zu überzeugen, daraufhin zu untersuchen, ob es ihr Kraft gibt oder sie schwächt, reagiert sie verwirrt. Die angebotene Erklärung, dass ein Ziel, das voraussetzt, dass andere Menschen ihr Verhalten verändern, aus hypnosystemischer Sicht eine Restriktion ist, weil sich dafür nichts tun lässt, nimmt sie zunächst zögernd auf. Sie wird eingeladen, auf einer Metaebene beide Werthaltungen zu vergleichen, das eigene leistungsorientierte, unternehmerische Muster und das balanceorientierte Muster der Kollegen. Sie erhält konkrete Fragen zur Wahrnehmung (Wie fühlt es sich körperlich und emotional an, das leistungsorientierte Muster zu leben? Welche Materialien, Bilder oder Metaphern tauchen auf? Welche Stimme spricht im Inneren? Wie unterscheidet sich dies von der Erfahrung des Balancemusters, das vielleicht ruhiger, fürsorglicher oder verbindender ist?) sowie Hilfe, die Empfindungen und inneren Bilder zu differenzieren. Im nächsten Schritt wird ihre Aufmerksamkeit auf die Auswirkungen gelenkt, die jede der beiden Haltungen für die Beziehungen zu den Kollegen, zur Chefin, zum Partner, zu Freundinnen und zur Herkunftsfamilie hat. Sie wird ermutige, neben den Vorteilen ihrer Selbstständigkeit deren Kraft als Ressource anzuerkennen und zugleich offen zu benennen, wo diese Ressource zum Engpass oder zur Barriere für einen Musterwechsel werden kann. Während sie zwischen den beiden Haltungen hin- und herpendelt, wird sie darin unterstützt, das innere Erleben immer wieder konkret zu verorten, sodass Unterschiede deutlich und handhabbar werden. Dabei werden ihre Werte aus ihrer Zeit der Selbstständigkeit als Ressource gewürdigt, aber auch als mögliche Barriere für einen Musterwechsel betrachtet. Durch das Hin- und Herpendeln zwischen den beiden Haltungen entsteht bei Frau G. der Wunsch, einen eigenen, dritten, ihren Bedürfnissen angemessenen Weg zu finden, der die Unterschiedlichkeit anerkennt und bestehen lässt. Die Frage nach den Auswirkungen der beiden Haltungen am Arbeitsplatz, aber auch in der Familie hat sie nachdenklich gemacht. Den alten Eltern gegenüber falle es ihr z. B. extrem schwer, ihre eigenen Interessen im Blick zu behalten. Die Ressourcen aus der Selbstständigkeit und auch die Fähigkeit zum Perspektivwechsel werden ihr als Ressourcen positiv rückgemeldet. In der Folge entwickelt Frau G. Neugier auf einen eigenen, dritten Weg. Sie verlässt die Beratung mit der inneren und laut ausgesprochenen Erlaubnis, weiterhin zwischen den beiden Werthaltungen zu pendeln und zu beobachten, was daraus entsteht. Sie wird darin bestärkt, zu experimentieren und mit Neugier auf Auswirkungen und Impulse für weitere Schritte zu achten.

Globalisierung, digitale Transformation und zunehmende Vielfalt führen dazu, dass Mitarbeitende und Führungskräfte immer häufiger in internationalen und multikulturellen Kontexten agieren. In Organisationen entstehen vermehrt Schnittstellen, an denen Mitarbeitende über Kulturgrenzen hinweg eng zusammenarbeiten. Das fordert von allen Beteiligten Ambiguitätstoleranz. Eine gezielte Auseinandersetzung mit dem Unbekannten, explizite Reflexion, kultursensitives Training und systematischer Perspektivwechsel sind Voraussetzungen für eine erfolgreiche Zusammenarbeit. Buchwald und Hobfoll (2020) weisen auf die Bedeutung der Ressourcenerhaltung in Arbeitskontexten im Zusammenhang mit kultureller Verortung hin: Menschen streben danach, die in ihrer Kultur wertgeschätzten Ressourcen zu erhalten. So ist beispielsweise in einer individualistisch geprägten Kultur das berufliche Selbstkonzept vorrangig an individuelle Leistungen gebunden, in kollektiven Gesellschaften eher an Gruppenleistungen. Markus und Kitayama (1991, S. 4) fanden, dass in individualistischen Kulturen die eigenen Stärken selbstbewusst gezeigt werden, wohingegen in kollektivistischen Kulturen Bescheidenheit und Zurückhaltung angesehene Eigenschaften darstellen. Interkulturelle Kompetenz, die kulturelle Eigenheiten nicht nur toleriert, sondern aktiv zu verstehen und in das Handeln im Unternehmen zu integrieren sucht, braucht Ambiguitätstoleranz.

5.5 Ambiguitätstoleranz für berufliche Veränderung und Karriereschritte stärken

Für Beschäftigte, die einen beruflichen Wechsel erwägen, ist Ambiguitätstoleranz eine zentrale Kompetenz. Anforderungen können sich trotz ähnlicher Stellenbezeichnung und Aufgaben je nach Unternehmen erheblich unterscheiden und lassen sich im Vorfeld selten vollständig überblicken. Die Fähigkeit, insbesondere während der Einarbeitungszeit Ungewissheit und Mehrdeutigkeit auszuhalten und damit konstruktiv umzugehen, um z. B. eigenen Gestaltungsspielraum auszuloten und ggf. zu erweitern, ist Voraussetzung für diesen beruflichen Schritt.

Beispiel für die Notwendigkeit von Ambiguitätstoleranz gegenüber Anforderungen im neuen Job

Frau H., viele Jahre als OP-Krankenschwester in einer Klinik tätig, kommt im Rahmen einer beruflichen Rehamaßnahme nach Burnout zum Beratungsgespräch. Sie befinde sich zurzeit im Praktikum in einem medizinischen Zentrum, um ihre Belastbarkeit zu testen und für sich zu klären, ob sie an ihren alten Arbeitsplatz zurückkehren oder sich eine neue Stelle suchen wolle. Ihr sei aufgrund ihrer guten Zeugnisse eine Festanstellung in Aussicht gestellt worden. Im Gespräch wird deutlich, dass Frau H. ein guter Einstieg gelungen ist und dass die Aufgabe ihr Spaß macht. In der vergangenen Woche sei ihr allerdings plötzlich aufgetragen worden, die Aufnahme der Patienten im Empfangsbereich zu übernehmen. Man habe ihr, die an ihrem bisherigen Arbeitsplatz in der Klinik nicht am PC gearbeitet, sich im Reha-Lehrgang jedoch Grundlagen angeeignet habe, alles einmal gezeigt und sie dann alleingelassen. Sie habe ihr Bestes gegeben, aber es habe reger Betrieb geherrscht, und es seien ihr immer wieder Fehler unterlaufen. Die Kollegin, die sie eingewiesen habe, habe mehrfach gemahnt, dass es schneller gehen müsse. Sie, Frau H., habe versucht, das Problem anzusprechen – ohne Erfolg. Sie wünsche sich Unterstützung dabei, die Situation zu reflektieren.

Intervention für eine gute Steuerungsposition und die Anmeldung eigenen Bedarfs
Im Beratungsgespräch wird deutlich, dass das Scheitern ihrer Bemühungen mit Blick auf die Lernsituation bei Frau H. Selbstabwertung, Ohnmachtsgefühle und den Druck, sich zu bewähren, zur Folge hat. Ausführliches Pacing bringt Entspannung, und Frau H. nimmt die Einladung an, zunächst für eine gute Steuerungsposition zu sorgen. Ihr wird dazu als Erklärung angeboten, dass dies ihr erlaubt, sich wieder mit ihren Ressourcen zu verbinden, um mit mehr Distanz ihren Gestaltungsraum im Praktikum auszuloten. Das gelingt, indem Frau H. ihre guten Zeugnisse und die in Aussicht gestellte Festanstellung als Ressourcen gespiegelt werden. Ihr wird in dem Zusammenhang auch bewusst, wie gut ihr der Umgang mit Ärzten und Patienten gelingt. Auf die Frage, was in ihrer beruflichen Vergangenheit alles schon einmal gut gelaufen ist, erinnert sie sich an weitere Selbstwirksamkeitserfahrungen. Aus der Klarheit über das, was sie an Expertise in die Arbeit einbringt, äußert sie klar ihren Bedarf nach weiterer Einarbeitung. Sie verlässt die Beratung mit dem Entschluss, in einer ruhigen Situation das Gespräch mit der Kollegin zu suchen, ihre Bereitschaft, Neues zu lernen (wofür weitere Anleitung erforderlich ist), und die daraus zu erwartende Entlastung darzustellen und, falls sinnvoll, eine leitende Person hinzuzuziehen.

Ambiguitätstoleranz spielt darüber hinaus für berufliches Fortkommen und nächste Karriereschritte eine zentrale Rolle. Geringe Ambiguitätstoleranz kann dazu führen, dass Mitarbeitende vor allem Sicherheit suchen und eher nach Anerkennung als aktiv nach Karrieremöglichkeiten Ausschau halten. Aus hypnosystemischer Sicht sind Klienten bei der Wahl einer mehr sicherheitsorientierten Lösung zu unterstützen, wenn das Sehnsuchtsziel Karriere zum gegebenen Zeitpunkt nicht machbar erscheint. Die Bereitschaft, z. B. zugunsten von Stabilität für die Familie eine zweitbeste Lösung zu wählen, ist als wertvolle Ressource und aktiver Entscheidungsprozess unbedingt zu würdigen.

Fazit

- Ambiguitätstoleranz gegenüber innerer Mehrdeutigkeit ermöglicht es, Symptome als hilfreiche Rückmeldung zu werten, eine kooperative Haltung einzunehmen und unbewusste Ressourcen sowie Intuition nutzbar zu machen. Das reduziert Leid und eröffnet Lösungsimpulse.
- Für Führungskräfte ist Ambiguitätstoleranz essenziell, sie sichert Handlungsfähigkeit bei Ungewissheit, hilft, mit Zwickmühlen umgehen und Spannungen auszubalancieren, fördert Vertrauen und ermöglicht innovationsfördernde Ambidextrie.
- In ambigen Rollen (z. B. von Projektarbeit) erlaubt Ambiguitätstoleranz, den Blick auf eigene Ressourcen zu richten und neue Handlungsoptionen zu erkennen.
- In Teams ist Ambiguitätstoleranz Voraussetzung für vertrauensvolle Zusammenarbeit, Engagement und die konstruktive Nutzung von Vielfalt.
- Für berufliche Veränderung und nächste Karriereschritte braucht es Ambiguitätstoleranz, um sich angesichts von Lernerfordernissen mit eigenen Ressourcen verbinden und den Fokus auf Gestaltungsräume richten zu können.

6 Ausblick

Unsere Lebens- und Arbeitswelt ist von hohem Veränderungsdruck geprägt. Viele Mitarbeitende erleben das Wegbrechen stabilisierender Routinen als überfordernd, angstauslösend und stressig. Die Gesundheit in Arbeitskontexten zu erhalten oder wiederzugewinnen erfordert spezielle Kompetenzen, zuvorderst die Fähigkeit, Ambiguität auszuhalten, schnellen, vereinfachenden Antworten zu widerstehen, die Sicherheit suggerieren, sowie die Bereitschaft, bei Veränderungen mitzugehen, sie vielleicht gar aktiv mitzugestalten.

Wer im Ungewissen handlungs- und entscheidungsfähig sein will, braucht eine gute Steuerungsposition und ein Bewusstsein der eigenen Ressourcen. Sich wandelnde Arbeitskontexte erfordern Flexibilität: von Mitarbeitenden, deren Routinen wegfallen und die mit neuen Aufgaben und neuen Rollen konfrontiert sind, ebenso wie von Führungskräften, die Entscheidungen unter Ungewissheit treffen und Mitarbeitende einbinden müssen. Veränderung kann überfordernd und angstauslösend sein. Um in ungewissem Umfeld gesund zu bleiben, braucht man Strategien, die das Wohlbefinden und die Entscheidungsfähigkeit stärken. Dafür zu sorgen ist Teil der Selbstverantwortung aller Mitarbeitenden. Das Unternehmen steht in der Pflicht, Mitarbeitende durch transparente Kommunikation, die Förderung psychologischer Sicherheit und eine wertschätzende Fehlerkultur zu unterstützen, damit sie trotz Unsicherheit und Misserfolgen Wertschätzung erfahren.

Der hypnosystemische Ansatz trägt durch die Fokussierung auf Lösungen und die schnelle Aktivierung von Ressourcen dazu bei, dass der Einzelne sich (wieder) mit seinen Ressourcen verbinden und eine gute Steuerungsposition aufbauen kann, um flexibel auf sich wandelnde Kontexte antworten zu können.

B. Bürger, *Gesundheit in Arbeitskontexten fördern,* essentials,
https://doi.org/10.1007/978-3-662-72867-3_6

Was Sie aus diesem *essential* mitnehmen können

- Die Arbeitswelt ist von Ungewissheit, Komplexität und Veränderungsdruck geprägt. Das führt bei vielen Mitarbeitenden – nicht nur in helfenden Berufen – zu Überforderung, Angst und Stress.
- Ambiguitätstoleranz ist eine Voraussetzung für Resilienz am Arbeitsplatz. Ungewisses aushalten zu können, bis sich im Prozess neue Informationen oder durch gemachte Schritte eine Richtung abzeichnet hilft, in unsicheren Kontexten gesund, handlungs- und entscheidungsfähig zu bleiben.
- Anwendungskontexte für die Förderung von Ambiguitätstoleranz bestehen auf individueller Ebene, wenn innerpsychisch Mehrdeutiges verarbeitet werden muss und auf organisationaler Ebene bei neuen Rollenanforderungen, in heterogenen Teams und in der Führungskräfteentwicklung, wo es um Entscheidungen unter Bedingungen multipler Rationalitäten geht.
- Führungskräfte und Mitarbeitende brauchen Steuerungskompetenz, um auf sich wandelnde Kontexte mit flexiblen Handlungsstrategien und Zielen zu antworten.
- Hypnosystemische Konzepte bieten hilfreiche Methoden, um die innere Flexibilität und persönliche Resilienz zu stärken.

B. Bürger, *Gesundheit in Arbeitskontexten fördern*, essentials,
https://doi.org/10.1007/978-3-662-72867-3

Literatur

Adorno, T. W., Frenkel-Brunswik, E., Levinson, D. J., & Sanford, R. N. (1950). *The authoritarian personality.* New York: Harper.

Ameln, F. von, & Iwers, T. (2021). Unsicherheit und Ungewissheit. *Gruppe. Interaktion. Organisation, 52*, 563–566. https://doi.org/10.1007/s11612-021-00611-8.

Antonovsky, A. (1987). *Sense of Coherence Scale* [Database record]. APA PsycTests. https://doi.org/10.1037/t12396-000.

Antonovsky, A., & Franke, A. (1997). *Salutogenese. Zur Entmystifizierung der Gesundheit.* Tübingen: DGVT.

Bakker, A. B., & Demerouti, E. (2007). The job demands-resources model: State of the art. *Journal of Managerial Psychology, 22*(3), 309–328. https://doi.org/10.1108/02683940710733115.

Bakker, A. B., & Demerouti, E. (2017). Job demands-resources theory: Taking stock and looking forward. *Journal of Occupational Health Psychology, 22*(3), 273–285. https://doi.org/10.1037/ocp0000056.

Bakker, A. B., Demerouti, E., & Euwema, M. C. (2005). Job resources buffer the impact of job demands on burnout. *Journal of Occupational Health Psychology, 10*(2), 170–180. https://doi.org/10.1037/1076-8998.10.2.170.

Bandura, A. (1997). *Self-efficacy: The exercise of control.* London: Macmillan.

Barnow, S. (2012). Emotionsregulation und Psychopathologie. *Psychologische Rundschau, 63*(2), 111–124. https://doi.org/ https://doi.org/10.1026/0033-3042/a000119.

Bartl, R. (2019). Erfolgreiche Selbststeuerung!? In S. Rietmann & P. Deing (Hrsg.), *Psychologie der Selbststeuerung* (S. 287–345). Wiesbaden: Springer VS. https://doi.org/10.1007/978-3-658-24211-4_13.

BAuA (2019). *Die Rückkehr gemeinsam gestalten – Wiedereingliederung nach psychischen Krisen.* Dortmund: Bundesanstalt für Arbeitsschutz und Arbeitsmedizin. https://doi.org/10.21934/baua:praxis20210215.

Bauer, G. F., Roy, M., Bakibinga, P., Contu, P., Downe, S., Eriksson, M., Espnes, G. A., Jensen, B. B., Juvinya Canal, D., Lindström, B., Mana, A., Mittelmark, M. B., Morgan, A. R., Pelikan, J. M., Saboga-Nunes, L., Sagy, S., Shorey, S., Vaandrager, L., & Vinje, H. F. (2020). Future directions for the concept of salutogenesis: A position ar-

B. Bürger, *Gesundheit in Arbeitskontexten fördern,* essentials,
https://doi.org/10.1007/978-3-662-72867-3

ticle. *Health Promotion International, 35*(2), 187–195. https://doi.org/10.1093/heapro/daz057.

Baumgartner, D. (2023). Ambiguitätstoleranz – Mit innerer Vielfalt und Mehrdeutigkeit Wandel ermöglichen. In M. Jüster (Hrsg.), *Wandel lernen. Beratung, Organisation und Coaching* (Bd. 6, S. 109–228). Baden-Baden: Nomos.

Beck, U. (1990). *Risikogesellschaft: Auf dem Weg in eine andere Moderne*. Frankfurt am Main: Suhrkamp.

Beck, U. (2008). *Weltrisikogesellschaft: Auf der Suche nach der verlorenen Sicherheit*. Frankfurt am Main: Suhrkamp.

Bengel, J., Strittmatter, R., & Williams, H. (2001). *Was erhält Menschen gesund? Antonovskys Modell der Salutogenese – Diskussionsstand und Stellenwert*. Forschung und Praxis der Gesundheitsförderung (Bd. 6, erw. Neuaufl.). Köln: Bundeszentrale für gesundheitliche Aufklärung (BzGA).

Bledow, R., Frese, M., Anderson, N., Erez, M., & Farr, J. (2009). A dialectic perspective on innovation: Conflicting demands, multiple pathways, and ambidexterity. *Industrial and Organizational Psychology, 2*(3), 305–337.

Bleuler, E. (1914). Vortrag über Ambivalenz. In *Festgabe zur Einweihung der Neubauten der Universität Zürich 18.IV.1914*. Festgabe der medizinischen Fakultät (S. 95–106). Zürich: Schulthess & Co. Wieder abgedruckt in: E. Bleuler (Hrsg.). (1979). *Beiträge zur Schizophrenielehre der Züricher Psychiatrischen Universitätsklinik Burghölzli (1902–1971)* (S. 85–97). *Darmstadt*: Wissenschaftliche Buchgesellschaft.

Born, M., Drews, A., Bossmann, U., et al. (2020). Vom Reflex zur bewussten Entscheidung. *Organisationsberatung, Supervision, Coaching, 27*, 365–382. https://doi.org/10.1007/s11613-020-00665-5.

Bovey, W. H., & Hede, A. (2001). Resistance to organisational change: the role of defence mechanisms. *Journal of Managerial Psychology, 16*(7), 534–548. https://doi.org/10.1108/EUM0000000006166.

Bredendiek, M. (2015). *Menschliche Diversität und Fremdverstehen*. Wiesbaden: Springer. https://doi.org/10.1007/978-3-658-10313-2_1.

Buchwald, P., & Hobfoll, S. E. (2013). Die Theorie der Ressourcenerhaltung: Implikationen für den Zusammenhang von Stress und Kultur. In P. Genkova, T. Ringeisen & F. T. L. Leong (Hrsg.), *Handbuch Stress und Kultur: Interkulturelle und kulturvergleichende Perspektiven* (S. 127–138). Wiesbaden: Springer. https://doi.org/10.1007/978-3-531-93449-5_8.

Buchwald, P., & Hobfoll, S .E. (2020). Die Theorie der Ressourcenerhaltung: Implikationen für Stress und Kultur. In P. Genkova & F. Leong (Hrsg.), *Handbuch Stress und Kultur*. (S. 1–13xx). Wiesbaden: Springer. https://doi.org/10.1007/978-3-658-27825-0_9-1.

Buchwald, P., Schwarzer, C., & Hobfoll, S. E. (2004). *Stress gemeinsam bewältigen. Ressourcenmanagement und multiaxiales Coping*. Göttingen: Hogrefe.

Budner, S. (1962). Intolerance of ambiguity as a personality variable. Journal of Personality, 30(1), 29–50. https://doi.org/10.1111/j.1467-6494.1962.tb02303.x.

Busch, M. W., & Sichler, R. (2023). Rollen- und Einflussdynamiken in agilen Systemen. Eine führungsbezogene Analyse. *Gruppe. Interaktion. Organisation, 54,* 533–543. https://doi.org/10.1007/s11612-023-00709-1.

Buttlar, B., Pauer, S., & van Harreveld, F. (2025). The model of ambivalent choice and dissonant commitment: an integration of dissonance and ambivalence frameworks. *Euro-*

pean Review of Social Psychology, 36(1), 195–237. https://doi.org/10.1080/10463283.2024.2373547.

Cascio, J. (2020). Facing the age of chaos. Verfügbar unter: https://medium.com/@cascio/facing-the-age-of-chaos-b00687b1f51d (abgerufen am 20.08.2025).

DAK Gesundheit (2024). *Qualitätsbericht.* https://caas.content.dak.de/caas/v1/media/76780/data/eb6640e3ba1bfa7ee56537ab5af36244/240718-download-qtb-qualitaets-transparenzbericht-2024.pdf.

DAK Gesundheit (2024). *Psychreport.* Verfügbar unter: https://www.dak.de/dak/unternehmen/reporte-forschung/psychreport-2024_57364 (abgerufen am 20.08.2025).

Damasio, A. R. (1997). *Descartes' Irrtum. Fühlen, Denken und das menschliche Gehirn.* München: dtv.

Demerouti, E., & Nachreiner, F. (2019). Zum Arbeitsanforderungen-Arbeitsressourcen-Modell von Burnout und Arbeitsengagement – Stand der Forschung. *Zeitschrift für Arbeitswissenschaft, 73,* 119–130. https://doi.org/10.1007/s41449-018-0100-4.

Dörner, D. (2003). *Die Logik des Misslingens: Strategisches Denken in komplexen Situationen* (erw. Neuausg.). Reinbek: Rowohlt.

Durrheim, K., & Foster, D. (1997). Tolerance of ambiguity as a content specific construct. *Personality and Individual Differences, 22,* 741–750. https://doi.org/10.1016/S0191-8869(96)00207-3.

Eckstein, B., & Muster, J. (2021). Postbürokratie und die agile Unsicherheitsabsorption in Interaktionen. *Gruppe. Interaktion. Organisation, 52,* 649–657. https://doi.org/10.1007/s11612-021-00599-1.

Edmondson, A. C. (2020). *Die angstfreie Organisation: Wie Sie psychologische Sicherheit am Arbeitsplatz für mehr Entwicklung, Lernen und Innovation schaffen.* München: Vahlen.

Elbe, M. (2016). *Sozialpsychologie der Organisation. Verhalten und Intervention in sozialen Systemen.* Berlin Heidelberg: Springer. https://doi.org/10.1007/978-3-662-50383-6.

Elbe, M., & Peters, S. (2021). Neue Räume – neue Rollen? Ungewissheit im Kontext der Temporären Organisation. *Gruppe. Interaktion. Organisation, 52,* 589–599. https://doi.org/10.1007/s11612-021-00611-8.

Eriksson, M., & Lindstrom, B. (2006). Antonovsky's Sense of Coherence Scale and the relation with health: a systematic review. *Journal of Epidemiology & Community Health, 60,* 376–381. https://doi.org/10.1136/jech.2005.041616.

Eysel, N. (2020). Zwischen Selbstbestimmung und Anpassung in einem ökonomisierten Bildungs- und Gesellschaftssystem: Ambivalenz als ein handlungsleitender Faktor? In H. von Felden (Hrsg.), *Selbstoptimierung und Ambivalenz: Gesellschaftliche Appelle und ambivalente Rezeptionen* (S. 71–95). Wiesbaden: Springer VS.

Faltermaier, T. (2023). *Gesundheitspsychologie* (3., aktual. Aufl.). Stuttgart: Kohlhammer.

Fischer-Korp, C. (2018). *Erfolgreiche Change-Prozesse im öffentlichen Bereich. Strategien, Methoden und Tools.* Wiesbaden: Springer Gabler. https://doi.org/10.1007/978-3-658-17331-9.

Franzkowiak, P., Ernst, G., & Franke, A. (2022). *Stress und Stressbewältigung.* Köln: Bundeszentrale für gesundheitliche Aufklärung (BzGA). https://doi.org/10.17623/BZGA:224-i118-2.0.

Frenkel-Brunswick, E. (1949). Tolerance toward ambiguity as a personality variable. *American Psychologist, 3,* 268.

Furnham, A., & Marks, J. (2013). Tolerance of ambiguity: a review of the recent literature. ***Psychology, 4***(9), 717–728. Published online: Sept. 2013 in SciRes. https://doi.org/10.4236/psych.2013.49102 (abgerufen am 20.08.2025).

Grawe, K. (2004). *Neuropsychotherapie*. Göttingen: Hogrefe.

Green, F. (2004). Why has work effort become more intense? *Industrial Relations: A Journal of Economy & Society, 43*(4), 709–741. https://doi.org/10.1111/j.0019-8676.2004.00359.x.

Gross, M., & Popper, V. (2016). *Und die Maus hört ein Rauschen: Hypnosystemisches Erleben in der Therapie*. Heidelberg: Carl-Auer.

Harreveld, F. van, Nohlen, H. U., & Schneider, I. K. (2015). Chapter five – the ABC of ambivalence: affective, behavioral, and cognitive consequences of attitudinal conflict. In J. M. Olson, P. Mark & M. P. Zanna (Hrsg.), *Advances in experimental social psychology* (Bd. 52, S. 285–324). https://doi.org/10.1016/bs.aesp.2015.01.002.

Hasselmann, O., Schauerte, B., & Schröder, J. (2017). Digitalisierung: Herausforderungen meistern und Krisen vermeiden. In B. Badura, A. Ducki, H. Schröder, J. Klose & M. Meyer (Hrsg.), *Fehlzeiten-Report 2017* (S. 39–51). Berlin Heidelberg: Springer. https://doi.org/10.1007/978-3-662-54632-1_4.

Hobfoll, S. E. (2010). Conservation of resources theory: its implication for stress, health, and resilience. In *The Oxford handbook of stress, health, and coping* (S. 127–147). Oxford: Oxford University Press. https://doi.org/10.1093/oxfordhb/9780195375343.013.0007.

Hobfoll, S. E., & Lilly, R. S. (1993). Resource conservation as a strategy for community psychology. *Journal of Community Psychology, 21*(2), 128–148. https://doi.org/10.1002/1520-6629(199304)21:2<128::AID-JCOP2290210206>3.0.CO;2-5.

Hüther, G. (2014). *Die Macht der inneren Bilder: Wie Visionen das Gehirn, den Menschen und die Welt verändern*. Göttingen: Vandenhoeck & Ruprecht.

Jerusalem, M. (2002). Einleitung. In M. Jerusalem, H. Matthias & D. Hopf (Hrsg.), *Selbstwirksamkeit und Motivationsprozesse in Bildungseinrichtungen. Zeitschrift für Pädagogik*, 8–12.

Kalisch, R. (2017). *Der resiliente Mensch*. München: Piper.

Kalisch, R., Müller, M. B., & Tüscher, O. (2015). A conceptual framework for the neurobiological study of resilience. Behavioral and Brain Sciences, *38*(e92). https://doi.org/10.1017/S0140525X1400082X.

Kalisch, R., Baker, D. G., & Basten, U. (2017). The resilience framework as a strategy to combat stress-related disorders. *Nature Human Behaviour, 1*(11), 784–790. https://doi.org/10.1038/s41562-017-0200-8.

Keupp, H. (1997). Diskursarena Identität: Lernprozesse in der Identitätsforschung. In H. Keupp & R. Höfer (Hrsg.), *Identitätsarbeit heute. Klassische und aktuelle Perspektiven der Identitätsforschung* (S. 11–39). Frankfurt a. M.: Suhrkamp.

Klandermans, B., & Van Vuuren, T. (2010). Job insecurity: introduction. European Journal of Work and Organizational Psychology, 1, 145–153. https://doi.org/10.1080/135943299398294.

Kraus, G., & Becker-Kolle, C. (2004). *Führen in Krisenzeiten*. Wiesbaden: Gabler.

Kunzler, A. M., Gilan, D. A., Kalisch, R., et al. (2018). Aktuelle Konzepte der Resilienzforschung. *Nervenarzt, 89*, 747–753. https://doi.org/10.1007/s00115-018-0529-x.

Lazarus, R. S., & Folkman, S. (1984). *Stress, appraisal, and coping*. New York: Springer.

Lehr, D., Kunzler, A., & Helmreich, I. (2018). Internetbasierte Resilienzförderung und Prävention psychischer Erkrankungen. *Nervenarzt, 89*, 766–772. https://doi.org/10.1007/s00115-018-0532-2.

Leipold, B. (2015). *Resilienz im Erwachsenenalter*. Stuttgart: UTB.

Lewin, K. (1947). Group decision and social change. In T. Newcomb & E. Hartley (Hrsg.), *Readings in social psychology* (S. 197–211). New York: Holt, Rinehart & Winston.

Mack, O., Khare, A., Krämer, A., & Burgartz, T. (Hrsg.). (2015). *Managing in a VUCA world*. Cham: Springer. https://doi.org/10.1007/978-3-319-16889-0.

Markowitsch, H. J., & Welzer, H. (2006). *Das autobiographische Gedächtnis. Hirnorganische Grundlagen und biosoziale Entwicklung* (2. Aufl.). Stuttgart: Klett-Cotta.

Markus, H. R., & Kitayama, S. (1991). Culture and the self: Implications for cognition, emotion, and motivation. *Psychological Review, 98*, 224–253.

Maturana, H. R. (2013). *Erkennen: Die Organisation und Verkörperung von Wirklichkeit. Ausgewählte Arbeiten zur biologischen Epistemologie*. Wiesbaden: Vieweg Teubner.

McLain, D. L. (2009). Evidence of the properties of an ambiguity tolerance measure: The Multiple Stimulus Types Ambiguity Tolerance Scale-II (MSTAT-II). *Psychological Reports, 105*(3/1), 975–988. https://doi.org/10.2466/pr0.105.3.975-988.

McLain, D. L., Kefallonitis, E., & Armani, K. (2015). Ambiguity tolerance in organizations: definitional clarification and perspectives on future research. *Frontiers in Psychology, 6*, 344. https://doi.org/10.3389/fpsyg.2015.00344.

Meyer-Tischler, M., & Faltermeier, M. (2024). Psychische Gefährdungsbeurteilung. Impulse für Klein- und Kleinstunternehmen. In *Psychische Gefährdungsbeurteilung. Essentials*. Wiesbaden: Springer Gabler. https://doi.org/10.1007/978-3-658-44826-4_3.

Mittelmark, M. B., Sagy, S., Eriksson, M., Bauer, G. F., Pelikan, J. M., Lindström, B., & Espnes, G. A. (Hrsg.). (2022). *The Handbook of Salutogenesis* [Internet]. Cham: Springer. https://doi.org/10.1007/978-3-030-79515-3.

Möller, H., & Zimmermann, J. (2024). Zur Bedeutung der Ambiguitätstoleranz in stürmischen Zeiten. *Gruppe. Interaktion. Organisation, 55*, 449–453. https://doi.org/10.1007/s11612-024-00750-8.

Morschhäuser, M., Beck, D., & Lohmann-Haislah, A. (2014). Psychische Belastung als Gegenstand der Gefährdungsbeurteilung. In Bundesanstalt für Arbeitsschutz und Arbeitsmedizin (BAuA) (Hrsg.), *Gefährdungsbeurteilung psychischer Belastung. Erfahrungen und Empfehlungen* (S. 19–44). Berlin: Erich Schmidt.

Neuner, R. (2021). *Psychische Gesundheit bei der Arbeit. Gefährdungsbeurteilung und gesunde Organisationsentwicklung*. Wiesbaden: Springer Gabler. https://doi.org/10.1007/978-3-658-34974-5.

Paridon, H., & Mühlbach, J. (2016). Psychische Belastung in der Arbeitswelt: Eine Literaturanalyse zu Zusammenhängen mit Gesundheit und Leistung. In AOK-Bundesverband u. a. (Hrsg.), *iga report 32*. https://www.gesundheits-magazin.net/10831-iga-report-32-psychische-belastung-in-der-arbeitswelt.html (abgerufen am 29.09.2025).

Pflichthofer, D. (2014): 5 Konfliktwahrnehmung und Ambiguitätstoleranz. In H. Staats (Hrsg.), *Gruppenpsychotherapie und Gruppenanalyse. Ein Lehr- und Lernbuch für Klinik und Praxis* (S. 247–253). Göttingen: Vandenhoeck & Ruprecht.

Rascher, S. (2021). Führung in Zeiten der Ungewissheit – die Rolle einer konstruktiven Fehlermanagement- und Vertrauenskultur als Ressource in Krisenzeiten. *Gruppe. Interaktion. Organisation, 52*, 601–611. https://doi.org/10.1007/s11612-021-00602-9.

Ray, J. J. (1990). The old-fashioned personality. *SAGE Journals, 43*, 997–1013.

Reif, J., Spieß, E., & Stadler, P. (2018). *Effektiver Umgang mit Stress. Gesundheitsmanagement im Beruf.* berlin Heidelberg: Springer. https://doi.org/10.1007/978-3-662-55681-8.

Riley, R., Cadotte, E. R., Bonney, L., & MacGuire, C. (2023). Using a business simulation to enhance accounting education. *Issues in Accounting Education, 28*(4), 801–822.

Rode, H. (2005). Motivation, Transfer und Gestaltungskompetenz: Ergebnisse der Abschlussevaluation des BLK-Programms „21" 1999–2004. http://www.transfer-21.de/daten/evaluation/Abschlusserhebung.pdf (abgerufen am 21.08.2025).

Roth, S. (2000). Emotionen im Visier: Neue Wege des Changemanagements. *Organisationsentwicklung, 2*, 14–21.

Salazar, Y., & Peters, S. (2011). Job learning in the hands of new actors – challenges for the innovative capability of companies. In S. Jeschke, I. Isenhardt, F. Hees, S. Trantow (Hrsg.), Enabling innovation (S. 121–131). Berlin Heidelberg: Springer. https://doi.org/10.1007/978-3-642-24503-9_14.

Saragosa-Harris, N. M., Moreira, J. F. G., Waizman, Y. H., Sedykin, A., Silvers, J. A., & Peris, T. S. (2023). Neural representations of ambiguous affective stimuli and resilience to anxiety in emerging adults. *Biological Psychology, 182.* https://doi.org/10.1016/j.biopsycho.2023.108624.

Sautermeister, J., Lenz, V., & Breyer, T. (2024). *Resilienz im Horizont menschlichen Handelns*. Stuttgart: Kohlhammer.

Schaper, N. (2014). Wirkungen der Arbeit. In F. W. Nerdinger, G. Blickle & N. Schaper (Hrsg.), *Arbeits- und Organisationspsychologie* (S. 517–539). Berlin Heidelberg: Springer. https://doi.org/10.1007/978-3-642-41130-4_28.

Schaper, N. (2019). Arbeitsanalyse und -bewertung. In F. W. Nerdinger, G. Blickle & N. Schaper (Hrsg.), *Arbeits- und Organisationspsychologie* (S. 385–410). Berlin Heidelberg: Springer. https://doi.org/10.1007/978-3-662-56666-4 21.

Schaufeli, W. B. (2017). Applying the Job Demands-Resources model: a 'how to' guide to measuring and tackling work engagement and burnout. *Organizational Dynamics, 46*(2), 120–132. https://doi.org/10.1016/j.orgdyn.2017.04.008.

Schmidt, G. (2010). *Einführung in die hypnosystemische Therapie und Beratung* (3. Aufl.). Heidelberg: Carl-Auer.

Schmidt, G. (2017). Team-Coaching als Fokussierungsstrategie für die Aktivierung zieldienlicher Kompetenzen und Kulturoptimierung. *Arbeitswelten und Coaching – Ein Evolutionsprozess* Deutsche Coaching Gesellschaft e. V. https://decg.de/wp-content/uploads/2017/10/4_Pr%C3%A4sentation-DCG-Gunther-Schmidt-2017.pdf (abgerufen am 11.09.2025).

Schmidt, G. (2021). *Liebesaffären zwischen Problem und Lösung. Hypnosystemisches Arbeiten in schwierigen Kontexten*. Heidelberg: Carl-Auer.

Schmidt, G. (2024). *Einführung in die hypnosystemische Therapie und Beratung* (11. Aufl.). Heidelberg: Carl-Auer.

Schmidt-Tanger, M. (1998). *Veränderungscoaching*. Paderborn: Junfermann.

Schröer, A. (2016). *Kompetenz gewinnt. Wie wir Arbeits-, Wettbewerbs- und Veränderungsfähigkeit fördern können. Drittes Memorandum*, hrsg. v. d. Initiative Neue Qualität der Arbeit, Berlin.

Schweifer, F. (2020). Wie Ungewissheit erträglich wird. *Die Wirtschaft*. https://www.die-wirtschaft.at/die-wirtschaft/wieungewissheit-ertraeglich-wird-204121 (abgerufen am 20.08.2025).

Simon, F. B. (2013). *Wenn rechts links ist und links rechts: Paradoxiemanagement in Familie, Wirtschaft und Politik*. Heidelberg: Carl-Auer.

Sparr, J. L. (2021). Vom Paradox zur Resilienz in der Krise: Ein Modell für erfolgreiches Krisenmanagement. *Gruppe. Interaktion. Organisation, 52*(4), 579–587. https://doi.org/10.1007/s11612-021-00601-w.

Spencer-Brown, G. (1969). *Laws of form*. London: Allen & Unwin.

Stangl, W. (2019). Stichwort ‚Selbstmanagement'. *Online Lexikon für Psychologie und Pädagogik*. https://lexikon.stangl.eu/6445/selbstmanagement/ (abgerufen am 29.09.2025).

Starker, V., & Schneider, M. (2020). *Endlich wieder konzentriert arbeiten! Wertschöpfung im digitalen Zeitalter wirklich, wirklich neu denken*. Berlin: Rossberg.

Stegmann, R., Schulz, I. L., Schröder, U. B., Sikora, A., & Wegewitz, U. (2021). *Psychische Erkrankungen in der Arbeitswelt: Betriebliche Wiedereingliederung aus der Perspektive der Zurückkehrenden. Ausgewählte Ergebnisse der qualitativen Teilstudie F 2386 einer Mixed-Methods-Follow-Up-Studie zu Entstehensbedingungen von psychischen Krisen und der Rückkehr in den Betrieb*. Dortmund: Bundesanstalt für Arbeitsschutz und Arbeitsmedizin. https://doi.org/10.21934/baua:bericht20210127.

Strunk, G., Hausner, M., Poimer, A. M., & Selinger, M. (2022). Ambiguität der VUKA-Welt. *Zeitschrift für systemische Therapie und Beratung, 40*(3), S. 91–98.

Udris, I., Kraft, U., Mussmann, C., & Rimann, M. (1992). Arbeiten, gesund sein und gesund bleiben: Theoretische Überlegungen zu einem Ressourcenkonzept. In I. Udris (Hrsg.), *Arbeit und Gesundheit. Psychosozial* (Bd. 52, S. 9–22). Weinheim: Psychologie Verlags Union.

Uhle, T., & Treier, M. (2019). *Betriebliches Gesundheitsmanagement: Gesundheitsförderung in der Arbeitswelt – Mitarbeiter einbinden, Prozesse gestalten, Erfolge messen*. Wiesbade: Springer. https://doi.org/10.1007/978-3-658-25410-0.

Vives, M. L., & FeldmanHall, O. (2018). Tolerance to ambiguous uncertainty predicts prosocial behavior. *Nature Communications, 9*, 2156. https://doi.org/10.1038/s41467-018-04631-9.

Vries, H. de (2021). Tolerance of ambiguity. *The Palgrave Encyclopedia of the Possible* (S. 1–16). Cham: Palgrave Macmillan. https://doi.org/10.1007/978-3-319-98390-5_173-1.

Wells, J. D., Hobfoll, S. E., & Lavin, J. (1999). When it rains, it pours: the greater impact of resource loss compared to gain on psychological distress. *Personality and Social Psychology Bulletin, 25*(9), 1172–1182. https://doi.org/10.1177/01461672992512010.

Werner, C. M. (2023). Ergebnisse der empirischen Untersuchung – Diversität und Innovation in Teams. In *Die Relevanz von Teamdiversität für Innovation aus Sicht von Führungskräften. Zukunftsfähige Unternehmensführung in Forschung und Praxis* (S. 172–369). Wiesbaden: Springer Gabler. https://doi.org/10.1007/978-3-658-40458-1_4.

Werner, E. E. (1995). Resilience in development. *Current Directions in Psychological Science, 4*(3), 81–84.

Wirtz, M. A. (Hrsg.). (2021). *Dorsch – Lexikon der Psychologie* (20. Aufl.). Göttingen: Hogrefe.

Wrzesniewski, A., & Dutton, J. E. (2001) Crafting a job: revisioning employees as active crafters of their work. *The Academy of Management Review, 26*(2), 179–201.

Zander-Schreindorfer, U. (2024). *Systemisches Gesundheitscoaching*. Göttingen: Vandenhoeck & Ruprecht.

Ziegler, R. (2010). Ambiguität und Ambivalenz in der Psychologie. *LiLi, 40*(158), 125–171.

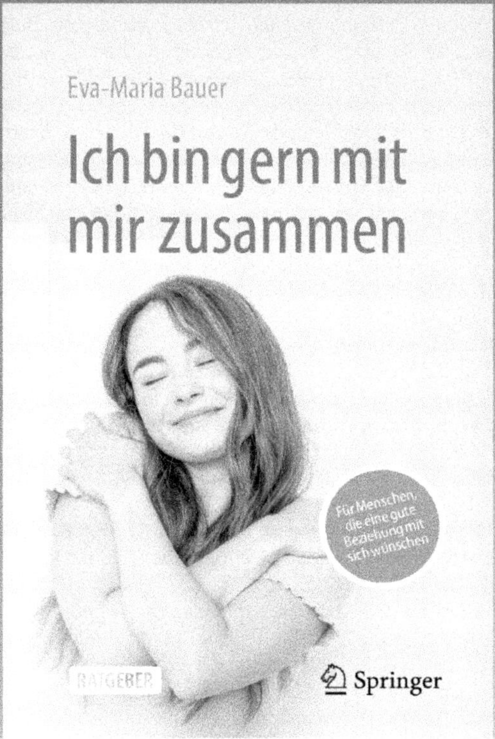

GPSR Compliance
The European Union's (EU) General Product Safety Regulation (GPSR) is a set of rules that requires consumer products to be safe and our obligations to ensure this.

If you have any concerns about our products, you can contact us on

ProductSafety@springernature.com

In case Publisher is established outside the EU, the EU authorized representative is:

Springer Nature Customer Service Center GmbH
Europaplatz 3
69115 Heidelberg, Germany

www.ingramcontent.com/pod-product-compliance
Ingram Content Group UK Ltd.
Pitfield, Milton Keynes, MK11 3LW, UK
UKHW021959190726
13853UKWH00004B/1620
* 9 7 8 3 6 6 2 7 2 8 6 6 6 *